Franzisca Pilgram-Frühauf

Vor dem Spiegel

T V Z

Franzisca Pilgram-Frühauf

Vor dem Spiegel

Selbstsorge bei Demenz im Kontext von Spiritual Care

T V Z

Theologischer Verlag Zürich

Der Theologische Verlag Zürich wird vom Bundesamt für Kultur für die Jahre 2021–2024 unterstützt.

Bibliografische Informationen der Deutschen Nationalbibliothek
Die Deutsche Nationalbibliothek verzeichnet diese Publikation in der Deutschen Nationalbibliografie; detaillierte bibliografische Daten sind im Internet über http://dnb.dnb.de abrufbar.

Umschlaggestaltung
Simone Ackermann, Zürich
Unter Verwendung von «La Clef des Champs» (1936) von René Magritte
© 2021, ProLitteris, Zürich

Druck
CPI books GmbH, Leck

ISBN 978-3-290-18418-6 (Print)
ISBN 978-3-290-18419-3 (E-Book: PDF)

© 2021 Theologischer Verlag Zürich
www.tvz-verlag.ch

Inhaltsverzeichnis

Denn jetzt sehen wir alles in einem Spiegel, in rätselhafter Gestalt, dann aber von Angesicht zu Angesicht. Jetzt ist mein Erkennen Stückwerk, dann aber werde ich ganz erkennen, wie ich auch ganz erkannt worden bin.

1. Korinther 13,12

Einleitung

«Ein Blick in den Spiegel – fahle Augen, ein müdes Achselzucken. Wer ist
das? Und was hat diese Frau mit mir zu tun? Die Ärzte nennen das, was
dahintersteckt, Demenz – Diagnose Alzheimer. Doch was hilft mir das? Die
Welt um mich herum verstehe ich immer weniger. Das verwirrt mich. Ich
renne los. Wo bin ich? Und wie komme ich nach Hause? Zuhause war gestern. Heute ist alles fremd – ver-rückt – anders …»[1]

Mit diesem fiktiven Gedankenmonolog eröffnet die Theologin Anika
Christina Albert ihren Artikel «Zuhause in der eigenen Fremdheit». Die
kurze Szene spielt nicht von ungefähr vor einem Spiegel, nimmt sie doch
ein zentrales Motiv der Selbsterkenntnis und -prüfung auf, das auf eine
lange geistesgeschichtliche Tradition zurückgeht.[2] Ich denke beispielsweise an das «Spieglein an der Wand» aus dem Märchen *Schneewittchen* oder
das Spiegel-Symbol in barocken *vanitas*-Darstellungen, aber auch an die im
Mittelalter verbreitete Gattung der *speculum*-Literatur mit Erbauungs- und
Lehrdichtungen, die der Leserschaft in spiritueller oder moralischer Hinsicht einen «Spiegel» vorhielten und ein Nachdenken über das menschliche Dasein anregten.

Im Fall einer Demenz wird der Spiegel zu einem Leitmedium für die
Auseinandersetzung mit der Krankheitssymptomatik – und mit dem, was
darüber hinaus das Selbst ausmacht und trägt. Auf der spiegelglatten
Oberfläche beginnt sich menschliche Existenz zu brechen, fächert sich auf
in der Spannung zwischen Schmerz und Sehnsucht, die Menschen mit
oder ohne Demenz erfahren. Der Spiegel wird zur Metapher der Auseinandersetzung mit sich selbst, ermöglicht wie etwa im Beispiel des Mär-
chens vom *Schneewittchen* die bestätigende Selbstbespiegelung, die aber
plötzlich auch brüchig werden kann und dann die eigene Begrenztheit,

---

[1]   Albert, Zuhause, 101. Die Zeilen erinnern an die künstlerische Verarbeitung im Film
Still Alice, der – nach der gleichnamigen Romanvorlage von Lisa Genova – ebenfalls
Schlüsselszenen vor dem Spiegel enthält: «Oft habe ich Angst vor dem nächsten Tag. […]
Was, wenn ich nicht mehr weiss, wo ich bin, oder mich selbst nicht mehr im Spiegel er-
kenne? Wann werde ich nicht mehr ich selbst sein. Ist der Teil meines Gehirns, der für
mein einzigartiges ‹Ich-Sein› zuständig ist, für diese Krankheit anfällig?» (Genova, Still
Alice, 276)
[2]   Vgl. Lurker, Wörterbuch der Symbolik, 693.

Verletzlichkeit und Endlichkeit aufscheinen lässt. In dieser Ambivalenz konfrontiert er mit Sinn- und Wertfragen des Daseins, kann aber auch neue Einsichten erschliessen und zu hoffnungsvollen und kreativen Perspektivenwechseln führen. Solches Erleben spielt sich ab zwischen aktiven und passiven Lebensvollzügen, deren Verhältnis im Rahmen zwischenmenschlicher Beziehungen, und das heisst auch: zwischen den Bemühungen um Fürsorge und Selbstsorge existenziell stets aufs Neue austariert werden muss. Es zeigt sich nicht selten auch in den vielfältigen Ausdrucksformen persönlicher Spiritualität.

***

Inzwischen ist hinlänglich bekannt: Im Zuge des demografischen Wandels und des wachsenden Anteils der Bevölkerungsgruppe, die ein hohes Alter erreicht, steigt auch die Zahl der Menschen, die mit demenziellen Symptomen leben. Die Möglichkeit, an einer Demenz zu erkranken, gehört zum Älterwerden. Konkret zeigen insbesondere mediale Darstellungen allerdings oft ein sehr düsteres Bild: Menschen mit Demenz seien zu Ohnmacht und Passivität verurteilt und dem Vergessen und Selbstverlust ausgesetzt; wenn sich Betroffene für die Bevölkerung bemerkbar machten, dann durch die hohen Gesundheitskosten, die sie verursachten. Wie Heinrich Grebe mittels umfangreicher Analysen gezeigt hat, kommt Demenz allzu oft in einer sehr einseitigen und defizitorientierten Art und Weise zur Geltung. Dies führt in der öffentlichen Wahrnehmung dazu, dass die Themen- und Handlungsfelder bezüglich Demenz mit Angstgefühlen besetzt und die betroffenen Menschen ausgegrenzt werden.[3]

Gegenläufig dazu werden demenzielle Erkrankungen von Fachkreisen aber zunehmend als komplexe Prozesse verstanden, ganzheitlich verortet und multiperspektivisch erforscht. Insbesondere der personzentrierte Ansatz des englischen Sozialpsychologen Tom Kitwood hat am Ende des 20. Jahrhunderts eine Ära eingeläutet, in der auf einer institutionell-organisatorischen, medizinischen und pflegerischen Ebene eine neue Basis für das Verständnis der Lebens- und Ausdrucksformen von Menschen mit Demenz entstanden ist. Es ging dabei in erster Linie darum, biomedizinische Ansätze zu erweitern, die pathologischen Prozesse in einem zwischenmenschlichen Milieu aufzufangen und Strukturen der Für-

---

3   Vgl. Grebe, Wiederbelebung; ders., Demenz.

sorge zu schaffen, die den Betroffenen geschützte und individuell ange-
passte Lebensräume gewähren: «Unser Bezugsrahmen sollte nicht länger
die Person-mit-DEMENZ, sondern die PERSON-mit-Demenz sein.»[4]
Klar geht aus Kitwoods Definition von Personalität hervor, dass eine demenzielle Erkrankung niemals nur eine einzelne Person, sondern ebenso
das soziale Umfeld sowie die Gesellschaft als Ganzes betrifft: Er versteht
darunter eine Eigenschaft, die «dem einzelnen Menschen im Kontext von
Beziehung und sozialem Sein von anderen verliehen wird».[5] Wenn Fremdheitserfahrungen wie Erinnerungs- und Orientierungsverlust den Alltag
von Menschen mit Demenz durchziehen, muss das nicht zwingend in eine
ausweglose Situation führen. Mit einer personzentrierten Pflege können
Begleitende dafür sorgen, dass Betroffene weiterhin Geborgenheit und
Wertschätzung erfahren.

Neben einer Zunahme multiperspektivischer Forschungen[6] hat sich
die Fürsorgeperspektive auch in politischen und zivilgesellschaftlichen
Kreisen vielerorts etabliert und die Lebensumfelder von Menschen mit
Demenz massgeblich verändert. Die Forderung lautet, nicht das defizitäre
Bild von Demenz zu nähren, sondern etwas für die Betroffenen zu tun.
Nationale Strategien leisten in der Bevölkerung Aufklärungsarbeit und
fördern die Inklusionsbemühungen sorgender Gemeinschaften.[7] De-
menzhilfeorganisationen machen dezidiert auf den Beitrag pflegender An-
gehöriger und nachbarschaftlicher Netzwerke aufmerksam und bieten
entsprechende Unterstützungsangebote. So schmerzlich eine Diagnose ist,
Demenz ist als Bestandteil individueller und familiärer Wirklichkeit in
gewisser Weise erwartbar geworden, zumal ein Grossteil der Bevölkerung
mit diesem Phänomen konfrontiert ist: sei es in persönlicher Betroffen-
heit, in der Verwandtschaft, im Freundes- und Bekanntenkreis, über nach-
barschaftliche und berufliche Kontakte oder ganz allgemein in der Auseinandersetzung mit etwas, was die Gesellschaft als ganze betrifft.

---

[4]   Kitwood, Demenz, 30.
[5]   A. a. O., 31; vgl. Kitwood Dementia reconsidered, 8: Personalität ist «a position or
social relationship that is bestowed on one human being by ‹others›, in the context of relationship and social being».
[6]   Vgl. z. B. den umfangreichen Sammelband: Bopp-Kistler (Hg.), demenz. Fakten,
Geschichten, Perspektiven.
[7]   Vgl. für die Schweiz: www.bag.admin.ch/bag/de/home/strategie-und-politik/
nationale-gesundheitsstrategien/nationale-demenzstrategie.html; für Deutschland gilt der
Link www.nationale-demenzstrategie.de mit dem Slogan «Gemeinsam Handeln *für*
Menschen mit Demenz in Deutschland» (Hervorhebung FPF; abgerufen am 20.10.2020).

***

Auf der persönlichen und auf der gesellschaftlichen Ebene wirft die Thematik der Demenz auch in den Bereichen seelsorglicher und gesundheitsberuflicher Spiritual Care wesentliche Fragen auf, spielt ihnen neue Aufgaben zu. Sowohl theoretisch-konzeptuell[8] als auch konkret und praxisbezogen[9] werden Wege gesucht, Menschen mit Demenz gerecht zu werden und ihnen auch im Rahmen kirchlicher Gemeinschaften[10] Lebensumfelder zu ermöglichen, die Betroffenen und Angehörigen Halt bieten. Bei allen Fürsorgebemühungen fällt aber auf, dass das Erleben der Betroffenen selbst kaum zum Thema wird. Das Interesse richtet sich vor allem auf die vielfältigen Aufgaben, die auf Pflegende, Betreuende und Angehörige zukommen. Erforscht werden die Herausforderungen für das soziale Umfeld von Menschen mit Demenz, beispielsweise die Frage, inwiefern Spiritualität und eine kirchlich-seelsorgliche Begleitung betreuende Familienangehörige im oftmals kräfteraubenden Alltag mit Demenzbetroffenen unterstützt. Vom Blickwinkel und Erfahrungshintergrund der Betroffenen, von ihren kreativen Gestaltungsideen und davon, was ihnen spirituell wichtig ist, ist dagegen verhältnismässig selten die Rede.

Was Gabriele Kreutzner symptomatisch für den Bereich der Spiritualität festgestellt hat, dass es nämlich «um die empirische Erforschung der spirituellen Bedürfnisse dieser Menschen und deren Berücksichtigung in Pflege und Begleitung sehr dürftig bestellt»[11] ist, wiederholt Harm-Peer Zimmermann mehr als zehn Jahre später unter einer kulturwissenschaftlichen Perspektive: «Die Sorge, die Menschen mit Demenz für sich selber und für andere tragen, ist bisher so gut wie gar nicht untersucht worden. Die Betroffenen werden fast ausschliesslich in einer passiven Rolle gesehen: als Empfänger von Sorge-Transfers, als Sorge-Bedürftige, als Nutzniesser von Zuwendungen. Jedoch: Menschen mit Demenz bleiben aktiv handelnde Persönlichkeiten.»[12]

Die Fürsorgeperspektive bedarf einer Ergänzung. Sie allein vermag dem defizitären Bild von Demenz, das im öffentlichen Diskurs oftmals vorherrscht, nicht beizukommen. Im Gegenteil: Trotz der Bemühungen

---

[8]   Vgl. z. B. Fröchtling, «Und dann ...»; Roy, Demenz; Stuck, Seelsorge.
[9]   Vgl. z. B. Eglin u. a., Das Leben heiligen; dies., Tragendes entdecken; Bolle, Spiritualität.
[10]   Vgl. z. B. Hille/Koehler, Seelsorge und Predigt.
[11]   Kreutzner, Spiritualität – Alter(n) – Krankheit, 19.
[12]   Zimmermann, «Erhebe dich nur!», 499.

um Inklusion und Teilhabe, trotz der Zertifizierungen von demenzfreund-
lichen Betrieben und trotz der Unterstützung der Angehörigen besteht
eine deutliche Asymmetrie zwischen fürsorgenden Menschen auf der
einen Seite, die unerhört viel leisten müssen, und den fürsorgebedürftigen
Menschen auf der anderen Seite, die von der Krankheit bedroht und daher
auf Hilfe angewiesen sind. Eine solche Wahrnehmung festigt letztlich
Grenzen zwischen dement und nicht-dement und kann – auch beim besten Willen – zur Ausgrenzung führen.

   Das Anliegen der Fürsorge muss mit der Frage kombiniert werden,
wie Menschen mit Demenz für sich selbst sorgen: Wie begegnen sie ihrer
Lebenssituation? Wie setzen sie sich mit sich und anderen auseinander?
Wie gehen sie mit den Irritationen des Alltags um und von welchen Bedürfnissen und Hoffnungen lassen sie sich leiten? Fragt man so, kommt
ein breites Spektrum von Einstellungen und Praktiken der Selbstsorge in
den Blick. Wie Valerie Keller aufgrund von narrativen Interviews mit Demenzbetroffenen detailliert aufzeigt, ist Selbstsorge immer schon in relationale Prozesse eingebettet: Sie manifestiert sich in vielfältigen Bezügen
zur eigenen Person und zu anderen, innerhalb gesellschaftlicher Strukturen und in Relation zum physischen Lebensraum und trägt in hohem
Masse dazu bei, dass Menschen mit Demenz in ihrem Alltag immer wieder
neue Sinnhorizonte erfahren.[13]

   Ein solcher Zugang[14], der auf einer fragend-interessierten und zuhörenden Haltung beruht, möchte die Fürsorgeperspektive nicht ersetzen,
sondern ergänzen. Er soll dazu beitragen, dass Demenzbetroffene nicht
mehr nur als (Pflege-)Bedürftige wahrgenommen werden, sondern als
Menschen zur Geltung kommen, die wie andere auch sich selbst und ihrem Umfeld Sorge tragen. Erreicht wird nicht mehr, aber auch nicht weniger als «Lebensqualität bei Demenz», wie sie Anika Christina Albert im
eingangs zitierten Artikel versteht: als Prozess, der «keinen allgemeingülti-
gen Massstäben unterliegt, sondern im Sinne einer gemeinsamen Suchbe-
wegung individuell und kontinuierlich neu gestaltet werden muss».[15]

***

---

[13]   Keller, Selbstsorge bei Demenz [Dissertation], (in Vorbereitung).
[14]   Dieser explorativ-offene Ansatz wird auch in der Einleitung zum Sammelband *Selbstsorge bei Demenz* beschrieben (vgl. Zimmermann/Peng-Keller, Selbstsorge bei Demenz).
[15]   Albert, Zuhause, 123.

Die Perspektive der Selbstsorge wäre missverstanden, wenn sie beschöni-
genden Sichtweisen Vorschub leisten und darüber hinweggehen würde,
dass Demenz auch mit unzähligen Verlusterfahrungen und aufreibenden
Rollenverschiebungen verbunden ist und Betroffene und vor allem auch
Angehörige oftmals grossen Belastungen aussetzt. Das Ziel der folgenden
Kapitel ist es vielmehr, unterschiedliche Zugangsweisen zu fördern, um
die Thematik möglichst differenziert zu entfalten. Sie zeigen auf, dass mit
dem Selbstsorgefokus wie unter einer Lupe existenzielle Spannungsfelder
sichtbar werden, in denen sich Menschen mit und ohne Demenz befinden.
Dies führt nicht zu Rezepten, wie der Alltag mit Demenz bewältigt, ge-
schweige denn die Krankheit geheilt werden kann. Gerade ein theologisch-spiritueller Blickwinkel kann aber ermutigen, immer wieder auch
über den eigenen Horizont hinauszuschauen und der Wirklichkeit und
sich selbst auch wieder neu zu begegnen. Die sechs Kapitel bauen aufeinander auf, können aber auch einzeln und in anderer Reihenfolge gelesen
werden.

(I) Begriffsgeschichtliche Vorabklärungen zeigen auf, dass die «Sorge
um sich» seit der Blütezeit antiker Philosophie auf verschiedenen Ebenen
wahrgenommen und gepflegt wird und dass sich im Lauf der Zeit Spannungen und Diskontinuitäten eingelagert haben, die auch in heutigen Auseinandersetzungen mit der Demenzthematik aktuell sind. Die Frage nach
konkreten Praktiken der Selbstsorge, die Suche nach Identität, das Bedürfnis, für andere zu sorgen, und die Erfahrung von Begrenztheit und Passivität entpuppen sich als vier Gesichtspunkte, die auch die Selbstsorge bei
Demenz betreffen und zur konzeptionellen Schärfung des Begriffs beitragen.

(II) Im diskursanalytischen Kapitel untersuche ich, inwiefern diese
Aspekte im Spiegel der seelsorglichen Fachliteratur zur Demenzthematik
sichtbar werden. Auch wenn Selbstsorge als Begriff nicht explizit erscheint, entpuppt sie sich in den über fünfzig untersuchten Texten, darunter Monografien und Artikel aus Sammelbänden und Zeitschriften,
doch als Schlüsselmoment für theologische Deutungen von Demenz. Zudem zeigt sich, dass der Selbstsorgebegriff in seiner mehrdimensionalen
und ambivalenten Ausrichtung auch als vermittelndes Bindeglied zwischen der traditionellen christlichen Seelsorge und der sich in Forschung
und Praxis etablierenden gesundheitsberuflichen Spiritual Care dient.

(III) Drittens wird der Erkenntnis Rechnung getragen, dass Menschen vor den Spiegel treten und sich selbst reflektieren, wenn sie von sich

selbst erzählen. Bei der narratologischen Analyse lebensgeschichtlicher Dokumente stehen folgende Fragen im Vordergrund: In welcher Erzählsituation und *wie* wird beim Erzählen Selbstsorge geübt? *Was* erfährt man dabei über die Selbstsorge? In siebzehn verschriftlichten Interviews mit Menschen mit einer beginnenden Demenz (neun Frauen und acht Männern) zeigen sich die Kategorien der Selbstsorge, die der deutsche Psychologe und Gerontologe Andreas Kruse vorgeschlagen hat, auch in ihrer religiös-spirituellen Tragweite. Dabei kommen neben narrativen Ausdrucksformen und kreativen Gestaltungsmöglichkeiten auch die Ränder des Erzählens und die Grenzen verbaler Sprache zur Geltung.

(IV) Bei der hermeneutischen Vertiefung der untersuchten Lebensgeschichten steht deren Bildhaftigkeit im Vordergrund. In sprachlichen Bildern widerspiegeln sich die existenziellen Grunderfahrungen von Heimat und Fremde als spirituelle Ausdrucksformen von Sehnsucht und Schmerz. Verstanden als Symbole erhalten sprachliche Bilder ihre Bedeutsamkeit darin, dass man sie erzählenderweise mit anderen teilt. Sie machen die narrative Selbstsorge auch für eine Zukunft tragfähig, in der Wortfindungsstörungen zwar zunehmen und verbale Sprache brüchig wird, Menschen mit Demenz aber weiterhin auf Formen der bildhaft-leiblichen Selbstsorge zurückgreifen können.

(V) In den anthropologischen Reflexionen wird der Blickwinkel nochmals geweitet und Demenz kommt als Metapher der menschlichen Existenz schlechthin in Betracht. Die Frage ist also nicht nur, wie das Phänomen Demenz im Rahmen seelsorglicher und gesundheitsberuflicher Spiritual Care gedeutet wird, sondern ob Demenz – und vor allem die Art und Weise, wie Betroffene damit umgehen, – allenfalls auch zum Verstehen menschlicher Möglichkeiten und Grenzen beitragen kann.

(VI) Ein letztes Kapitel widmet sich der Frage, welche Erkenntnisse sich aus der Untersuchung der lebensgeschichtlichen Erzählungen für den Selbstsorgebegriff sowie die spirituelle Begleitung von Menschen mit Demenz ableiten lassen. Wie können Selbstsorge und Fürsorge als dynamische Prozesse im Umgang mit demenziellen Beeinträchtigungen ineinandergreifen? Und was bedeutet diese Dynamik im Speziellen für den Beitrag der Seelsorge zur Etablierung und Weiterentwicklung interprofessioneller Spiritual Care?

***

Den Rahmen der vorliegenden Untersuchung bildete das Forschungsprojekt «Selbstsorge bei Demenz» (2018–2021), das von einem interdisziplinären Forschungsteam unter der Leitung von Prof. Dr. Simon Peng-Keller (Spiritual Care) und Prof. Dr. Harm-Peer Zimmermann (empirische Kulturwissenschaft) an der Universität Zürich durchgeführt wurde. Die lebensgeschichtlichen Dokumente von Menschen mit Demenz, auf die ich in den Kapiteln III und IV eingehe, entstammen dem parallel dazu laufenden Forschungsprojekt «Würdezentrierte Therapie für Menschen mit einer beginnenden Demenz». Dieses beruht auf einer Kooperation zwischen der Professur für Spiritual Care, dem Universitätsspital Zürich und der universitären Klinik für Akutgeriatrie des Stadtspitals Waid in Zürich.

Mein Dank geht an alle, die im Schnittfeld der beiden Projekte zu dieser Publikation beigetragen haben. Speziell danken möchte ich Prof. Dr. Simon Peng-Keller für die langjährige inspirierende Zusammenarbeit sowie dem Projektteam «Selbstsorge bei Demenz» mit Prof. Dr. Simon Peng-Keller, Prof. Dr. Harm-Peer Zimmermann, Dr. Heinrich Grebe und Valerie Keller. Ebenso wertvoll waren für mich die Einblicke in die Studie zur «Würdezentrierten Therapie». Ich verdanke sie Prof. Dr. Simon Peng-Keller, Prof. Dr. med. Josef Jenewein, Dr. med. Irene Bopp-Kistler, Dr. med. Tatjana Meyer-Heim, Dr. Hanspeter Mörgeli, Peter Muijres, Prof. Dr. Heidi Petry und Brigitta Loher.

Ich freue mich sehr, dass der Theologischen Verlag Zürich meinen Beitrag zu diesen Projekten veröffentlicht, und danke insbesondere Lisa Briner für die wohlwollende Aufnahme und Corinne Auf der Maur und Bigna Hauser für die sorgfältige und umsichtige Begleitung auf dem Weg zur Publikation. Dem Institut Neumünster unter der Leitung von Dr. Eliane Pfister Lipp danke ich für das anregende Arbeitsumfeld.

Mein aufrichtiger Dank geht schliesslich ganz besonders auch an die von Demenz Betroffenen. Obwohl sie in meinen Ausführungen anonym bleiben, bilden ihre Erinnerungen und Erzählungen den lebendigen Mittelpunkt meiner Arbeit.

I. Spannungsfelder des Selbstsorgebegriffs

Noch vor der Analyse von Fachliteratur, die das Thema der Demenz aus dem Blickwinkel von Theologie und Seelsorge erforscht und für das Aufgabenfeld interprofessioneller Spiritual Care aufbereitet, lohnt es sich, den Selbstsorgebegriff etwas genauer anzuschauen. Denn als Leitvorstellung menschlicher Lebensführung hat er Epochen überdauert und kulturelle Grenzen überschritten und sich dementsprechend mit sehr unterschiedlichen Vorstellungen verbunden. Um der Komplexität solcher Begriffe zu begegnen, hat die niederländische Literaturwissenschaftlerin, Kultur- und Kunsthistorikerin Mieke Bal die Metatheorie der sogenannten «wandernden Konzepte» vorgeschlagen.[16] In nichtlinearen, oft unabsehbaren historischen, interkulturellen und interdisziplinären Entwicklungen stecke eine Dynamik, die produktiv genutzt werden könne und zur Orientierung verhelfe. Dafür ist es allerdings erforderlich, sowohl die Tradition, in der solche Konzepte stehen, als auch ihren Wandel durch die Zeit, inhaltliche Aktzentverschiebungen und unterschiedliche Verwendungszusammenhänge zu registrieren und transparent zu machen. Auch der Selbstsorgebegriff bleibt ein wissenschaftliches Konstrukt, wenn er nicht in der Lebenswelt verankert wird. Gerade im Blick auf die Demenzthematik wird bald klar, dass er die vielfältigen Vorstellungen und Erwartungen zu beschreiben vermag, die Menschen bilden, um mit einer komplexen Wirklichkeit umzugehen.

Der Denker, der sich wohl am intensivsten mit dem «wandernden Konzept» der Selbstsorge befasst hat, ist der französische Philosoph Michel Foucault. Er hat Selbstsorge als Leitbegriff aus der klassischen Antike entlehnt, um das moderne Subjekt zu verorten, zu stärken und aus gesellschaftlichen, politischen und religiösen Machtstrukturen zu lösen. In expliziter oder auch impliziter Verknüpfung mit Foucaults Schriften taucht der Selbstsorgebegriff seither in verschiedenen Disziplinen auf. Es lassen sich Entwicklungslinien aufzeigen, die auch für die Frage nach der Selbstsorge von Menschen mit Demenz klärend sind. Auch im Bereich der Spiritualität.

---

[16]   Bal, Travelling concepts; vgl. auch Peng-Keller, Genealogies of spirituality.

Selbsterkenntnis oder Selbstpraxis?

Ein erstes Spannungsfeld zeigt sich in der Frage, worin die «Sorge um sich» (*epiméleia heautoû*) besteht. Gemäss Foucault ging es in der antiken Tradition darum, das Selbst mithilfe bestimmter Aktivitäten zu entwickeln und zu gestalten. Die dafür eingesetzten «Techniken des Selbst» nimmt der Mensch als «eine Reihe von Operationen an seinem Körper oder seiner Seele, seinem Denken, seinem Verhalten und seiner Existenzweise» vor – mit dem Ziel, «sich so zu verändern, dass er einen gewissen Zustand des Glücks, der Reinheit, der Weisheit, der Vollkommenheit oder der Unsterblichkeit erlangt».[17] Konkret unterscheidet Foucault zwei Ausrichtungen von Selbstsorge:[18] Zum einen besteht diese aus der *exercitio*, das heisst aus Handlungsweisen, Praktiken und Übungen, die eigene Widerstandsressourcen und die Selbstheilung fördern und ein Gleichmass der Kräfte anregen. Dies gelingt etwa, wenn jemand für sich Regeln zur gesunden Ernährung befolgt, salutogene Bewegungs- und Schlafgewohnheiten entwickelt und Enthaltsamkeit übt. Zum andern hängt sie an der *meditatio*, das heisst an Gedankenarbeit, Gedächtnisübungen, Besinnung auf das bisher Gelernte und an Akten des Erinnerns und des Nachdenkens über die Vergangenheit, die «die Seele von der Sorge um die Zukunft lösen».[19]

Im Blick auf die autobiografischen Dokumente von Menschen mit einer beginnenden Demenz, auf die ich vor allem in den Kapiteln III und IV eingehe, ist eine antike Selbstpraxis besonders zu erwähnen, die *exercitio* und *meditatio* miteinander verbindet: In den sogenannten *hypomnémata* wurden wichtige Gedanken gesammelt und schriftlich festgehalten. Das griechische Wort, das sich aus der Präposition *hypó-* («unter, nieder») und *mnéme* («Erinnerung») zusammensetzt, kann mit «niedergelegten Erinnerungen» übersetzt werden. Die Schreibhefte und Notizbücher dienten nicht nur – mnemotechnisch – als Gedächtnisstütze, sondern enthielten als literarisches Genre auch Leitfäden persönlicher Lebensführung. Foucault stellt sie als eine ideale Form von Selbstsorge dar: Wer schrieb, setzte sich mit sich selbst und seiner Vergangenheit auseinander, schulte sein Denken und bereitete sich auf die Konfrontation mit der Wirklichkeit vor.[20] Auch regelmässig Korrespondenz zu führen, galt als nützliche Ge-

---

[17]   Foucault, Ethik der Sorge um sich, 289.
[18]   Vgl. z. B. Foucault, Hermeneutik des Subjekts, 133–136.
[19]   Foucault, Über sich selbst schreiben, 143.
[20]   A. a. O., 140ff.

wohnheit, um sich selbst zu erforschen und gleichzeitig gegenüber vertrauten Menschen zu öffnen.[21] In der Überschneidung von praktischer Übung und Gedankenarbeit war das Konzept der Selbstsorge in seinen Wurzeln somit ganzheitlich mit einer bestimmten Lebensweise, mit vielfältigen Formen der Gesundheitsförderung, Gemeinschaftspflege, des Gefühlshaushalts und der Spiritualität, verbunden. Sie bot Möglichkeiten, immer wieder neu und kreativ auf die Widerfahrnisse des Lebens einzugehen und Verantwortung zu übernehmen.[22]

Anhand der antiken Quellen arbeitete Foucault allerdings heraus, dass im Verhältnis der beiden Bereiche von praktischer Übung und Gedankenarbeit im Lauf der Antike und insbesondere mit der Verbreitung des Christentums zunehmend die kognitive Seite überhandnahm. Die grundsätzlich vielgestaltige Selbstsorgepraxis hätte sich immer stärker auf die Prüfung des eigenen Gewissens ausgerichtet[23] und letztlich zu einem «Verzicht auf das eigene Selbst»[24] geführt. – Es fragt sich hier, ob Foucaults These historisch gesehen zutreffend ist oder ob er nicht spätere Entwicklungen vor Augen hat, die er in die Antike projiziert. Man könnte sogar die Gegenthese vertreten, dass etwa die christliche Askese und damit die Praxis spiritueller Selbstsorge viel leibbetonter war als die von ihm proklamierte philosophische Selbstsorge.

Wenn Selbstsorge ausschliesslich an der kognitiven Fähigkeit zur Selbstreflexion gemessen wird, wird sie in Bezug auf Menschen mit Demenz infrage gestellt und kann bei Betroffenen ein Gefühl des Selbstverlusts auslösen. Entgegen solcher Tendenzen zeigt Foucaults Rückgriff auf antike Selbstsorge immerhin so viel: Der Selbstsorgebegriff wird viel zu eng gefasst, wenn er nur kognitive Aspekte enthält. Vielmehr beinhaltet er auch emotionale, soziale, spirituelle, leibliche Formen des Selbstausdrucks, um so zu einer Kultur der Ermöglichung und Ermutigung beizutragen – nicht nur als Maxime, sondern als permanent geübte Praxis. Insofern ist der Selbstsorgebegriff auch mit der Kategorie der Selbstaktualisierung verwandt, die Andreas Kruse als übergeordnetes Kriterium für ein gutes Leben mit Demenz einführt und mit einer Reihe von «Qualitäten»

---

[21]   A. a. O., 145ff.; vgl. Foucault, Technologien, 300.

[22]   Wenn Foucault die philosophisch fundierte «Sorge um sich» als Ideal für die Moderne übersetzt, übergeht er, dass sie ausschliesslich Aufgabenfeld der Privilegierten, der Freien, Begüterten und Männer war.

[23]   Foucault, Technologien, 297f.

[24]   A. a. O., 317.

verbindet: Gerade dann, wenn angesichts von Grenzsituationen bewährte Sicherheiten ins Wanken geraten, Gewohnheiten ins Leere laufen und sich Einstellungen und Erwartungen dem Selbst gegenüber verändern müssen, entfalte sich oftmals ein besonderes Potenzial zur Selbstaktualisierung. Es zeige sich darin, dass demenziell erkrankte Menschen Glück und Freude empfinden und Sorge für sich und andere tragen können – und dies auch bei weitgehendem Verlust kognitiver Kapazitäten. Ähnlich wie Foucault weist Andreas Kruse darauf hin, dass Selbstaktualisierung in ganz unterschiedlichen Lebensbezügen erfolgen kann. Ohne die Spiritualität zu nennen unterscheidet er «zwischen den körperlichen, den kognitiven, den emotionalen, den empfindungsbezogenen, den sozial-kommunikativen, den ästhetischen, den alltagspraktischen Qualitäten» und fügt an, dass jede einzelne dieser Qualitäten schon «Quelle der Selbstaktualisierung» werden könne.[25]

Identität: zwischen «Selbigkeit» und «Selbstheit»

An die Ausführungen zu Foucaults «Technologien des Selbst» schliesst die Frage nach dem Verhältnis zwischen Selbstsorge und Identität an. Ohne ausführlich auf die komplexe Verwendungsgeschichte des Selbstbegriffs eingehen zu können, möchte ich Foucaults Beobachtung aufgreifen, dass die griechische Wurzel von «selbst» in der klassisch-antiken Tradition zwei Richtungen der Selbstreflexion andeutet: «Auto» bedeutet ‹dasselbe›, aber es verweist auch auf den Begriff der Identität. In dieser letzteren Bedeutung verschiebt sich die Frage von ‹Was ist das Selbst?› zu ‹Was ist der Rahmen, in dem ich meine Identität finden werde?»[26] Diese Formulierung lässt in der Schwebe, wie Foucault den Begriff des Selbst mit dem der Identität verbindet, lässt aber vermuten, dass er die Selbstbeziehung als Praxis strukturiert sieht, die unter historischen Bedingungen steht und immer von einer Situation «umrahmt» ist. Die Auseinandersetzung mit sich selbst muss dem einzelnen Menschen Spielräume lassen. Soziale Rollen und Verpflichtungen, welche die Rahmenbedingungen für die Gestaltung der Gegenwart bilden, sind gemäss Foucault immer auch kritisch zu hinterfragen.

---

[25] Kruse, Menschenbild, 14; vgl. Kruse, Lebensphase hohes Alter, 336ff.
[26] Foucault, Technologien, 295.

Foucaults Landsmann, der französische Philosoph Paul Ricœur, hilft bei der Frage nach der Identität weiter. Ähnlich wie Foucault rückt er in seinen Abhandlungen über das Selbst die «reflexive Vermittlung» ins Zentrum und sieht diese insbesondere «in der Funktion der Selbstsorge» gewahrt.[27] Ausgehend von der Grammatik des Wortes «selbst», verweist auch er auf zwei Bedeutungsstränge: Über das lateinische Äquivalent *idem* versteht er Identität zum einen als «Selbigkeit», die, im Gegensatz zum Veränderlichen und Wandelbaren, eine Beständigkeit in der Zeit voraussetzt. Zum anderen leitet er, vom lateinischen *ipse* her, den Begriff der «Selbstheit» ab, der einen Vergleich im Hier und Jetzt einschliesst; diese zweite Art der Identität «steht im Gegensatz zu: anders, verschieden, unterschieden, unterschiedlich, ungleich, umgekehrt».[28]

Die Sorge um das Selbst betrifft menschliche Identität somit in zweierlei Weise: in Bezug auf das Sein in der Zeit, das sich als eigene Geschichte zeigt, und in Bezug auf die Situation, in der sich das Selbst zu Anderem und Fremdem abgrenzt. Beide Identitätsideale werden in der Selbstsorge angestrebt, beide können aber auch bedroht sein. Der Mensch wird mit Situationen konfrontiert, in denen etwas eintritt, das im Widerspruch zu allen bisherigen Erfahrungen steht und das Selbst aus der Bahn wirft. Solche alles verändernden Einbrüche des Unerwarteten zerstören die Vorstellung einer linearen, kohärenten Geschichte des Selbst. Identität wird aber auch durch Andersheit angegriffen, die dem Selbst von aussen gegenübertritt und es infrage stellt. An diesem Punkt setzt Foucault an, wenn er starre Identitätszuschreibungen anprangert, die dem Selbst von äusseren Machtstrukturen auferlegt werden. Die Mündigkeit des Subjekts liegt gerade darin, bei der Frage «Was ist das Selbst?» von Erwartungen und Normen frei zu sein und selbst nach Antworten zu suchen.

Auch für Menschen mit einer beginnenden Demenz rückt das Selbst in zweierlei Weise in den Fokus. Zum einen zeigt es sich in seiner temporalen Ausrichtung: im Rückblick auf die eigene Lebensgeschichte und in der gedanklich-emotionalen Vorwegnahme späterer Demenzphasen. Die Tragweite dieser Perspektive für Patientenverfügungen und Vorausentscheidungen wurden von verschiedenen Autorinnen und Autoren beschrieben. So ist etwa bei Chris Gastmans[29] zu lesen, dass Entscheidungen,

---

[27] Ricœur, Selbst als ein Anderer, 10.
[28] A. a. O., 11.
[29] Gastmans, Dignity Enhancing Care.

die sich an diesem ersten Strang der Identität orientieren, das sogenannte
«then self» gewichten, um vorausschauend-selbstbestimmt die Lebens-
umstände entsprechend dem demenziellen Prozess zu planen. Die Vorstellung dessen, was das Selbst zu einem späteren Zeitpunkt ausmacht und
erfüllt, orientiert sich an Leitbegriffen wie Identität und Lebensqualität,
die dann als kontinuierliche und stabile Grössen angenommen werden. Es
kann somit zur Selbstsorge gehören, eine Vorausverfügung zu unter-
schreiben und so Vorstellungen von einem guten Leben für eine Zeit zu
fixieren, in der ein Mensch kognitiv nicht mehr in der Lage ist, Entscheidungen selbst zu treffen. Denn das Schreckensszenario des Selbstverlusts
ist bekannt.[30] Es entspringt den Irritationen einer unbeständigen, wandelbaren «Selbigkeit» in der Zeit. Das Leiden gründet in der Enttäuschung
darüber, dass die kontinuierliche Entwicklung brüchig wird und nicht
mehr selbstbewusst und selbstkritisch gefördert und kontrolliert werden
kann. Wenn ein demenzieller Verlauf zur Veränderung der persönlichen
Leistungsfähigkeit und -bereitschaft führt, Elemente aus der Lebensgeschichte vergessen gehen, die Orientierung im Alltag abnimmt, liebgewon-
nene Aktivitäten nicht mehr ausgeübt werden können, steht auch die Besinnung darüber an, was wohl die Zukunft bringt. Die Verlustperspektive
wird nicht selten auch von Angehörigen und Freunden eingebracht, die in
schmerzhafter Weise von aussen beobachten müssen, wie sich eine vertraute Person verändert. Diese ist mit ihrer eigenen Geschichte zwar noch
da, kann aber zunehmend nicht mehr selbst darauf zurückgreifen. Diesen
uneindeutigen, unklaren Verlust hat meiner Meinung nach Pauline Boss
mit dem Begriff *ambiguous loss* auf den Punkt gebracht.[31]

Im Blick auf die unhinterfragte Kontinuität von Identität wendet
Traugott Roser kritisch ein: «Wenn man Vorausverfügungen als Ausdruck
des Selbstbestimmungsrechts begreift, bedarf es bei Erkrankungen wie der
Alzheimer-Demenz einer grundsätzlichen Klärung des Verständnisses,
was die Identität einer Person ausmacht, und wie sie auch im Falle ihrer
Fragmentierung gesichert werden kann.»[32] Oft wird übersehen, dass die
demenziellen Veränderungen Erinnerungen nicht nur verblassen lassen,
sondern auch Elemente aus der Lebensgeschichte, die in Vergessenheit
geraten sind, in Erinnerung rufen. Erfahrungen und Erlebnisse aus der

---

[30]   Vgl. die Analysen in: Werren u. a. (Hg.), Demenz als Hölle im Kopf?
[31]   Boss, Da und doch so fern, 10f., vgl. auch 32–50.
[32]   Roser, Seelsorgerliche Begleitung, 119.

frühen Kindheit kommen zum Vorschein, können zum Anlass dafür werden, Identität auch angesichts von Demenz weiter zu vertiefen.

Dabei kommt ein Verständnis von Identität ins Spiel, das mit Ricœurs Begriff der «Selbstheit» an Erfahrungen und Interessen gebunden ist, die das Selbst immer wieder neu und experimentell an die gegenwärtige Situation knüpft. Das, was Ricœur mit dem Begriff der «Selbstheit» entfaltet, fasst Chris Gastmans als «now self» zusammen.[33] Die befremdlichen Erfahrungen von Vergesslichkeit und Orientierungslosigkeit erschweren den Alltag mit Demenz im Hier und Jetzt und setzen Prozesse in Gang, um die Fremdheit der medizinischen Diagnose mit dem aktuellen Selbstbild zu vermitteln. Eine Orientierung am «now self» sieht die Herausforderung vor allem darin, sich immer wieder neu mit dem jeweiligen Augenblick auseinanderzusetzen und Werte, Bedürfnisse und Emotionen zum Ausdruck zu bringen, die anzeigen, ob das eigene Leben in der jeweils konkreten Situation als stimmig erlebt wird. Mit eingeschlossen ist die Fähigkeit, in Grenzsituationen, die als unverrückbar gelten müssen, zu einer neuen Lebenseinstellung zu gelangen. Diese Aufgabe betrifft nicht etwa nur die fürsorgliche Umgebung, sondern die Person selbst: Wer bin ich, wenn meine kognitiven Leistungen nachlassen, ich mich nicht mehr orientieren und angemessen artikulieren kann? Dabei weist Chris Gastmans nachdrücklich darauf hin, dass es für das Krankheitserleben entscheidend ist, wie Betroffene auf ihr soziales Umfeld bezogen sind, und dass ein relationales Menschenbild auch die spirituelle Dimension umfasst: «The fundamental relatedness of the human person is not limited to its orientation to other persons and to social groups. At the same time, it is also characterized by openness toward a spiritual context.»[34]

Sorge um sich und Sorge um andere

Anhand von antik-philosophischen und frühchristlichen Quellentexten skizziert Foucault eine Entwicklungsgeschichte nach, die sich grob in drei Epochen der «Sorge um sich» gliedert: In der griechisch-römischen Antike war Philosophie mit einer Lebensweise verbunden, die eine Kultur der Selbstbeobachtung und Selbstheilung förderte. Danach nahmen in den

---

[33]   Gastmans, Dignity Enhancing Care, 154.
[34]   Ebd.

christlich dominierten Jahrhunderten moralische Forderungen nach
Selbstverzicht zu, während sich in der modernen Zeit seit der Aufklärung
zunehmend ein «Selbstkult» etablierte, der zum Ziel hat, dass der Mensch
sein «wahres Ich» entdeckt.[35] Foucault stellt diese drei Umgangsformen mit
sich selbst zur Diskussion, plädiert aber deutlich für eine Art Renaissance
antiker Vorstellungen von Lebenskunst, die weder eine Entsagung des
Selbst im Kontext von Unterdrückung und Pastoralmacht unterstützen
noch eine narzisstische Selbstbespiegelung fördern, sondern Selbstverantwortung und Verantwortung für andere Menschen in einer Balance
halten. Im Sinne Foucaults hat Sorge, auch die Sorge um sich, also immer
eine ethische Ausrichtung: «Die Sorge um sich ist ethisch in sich selbst,
aber sie impliziert komplexe Beziehungen zu anderen in dem Masse, in
dem dieses *êthos* der Freiheit auch eine Weise darstellt, sich um andere zur
sorgen».[36] Im Zentrum steht das Selbst, das selbstverantwortlich handelt,
dabei aber immer auch in Relation zu anderen steht, sei es um ein öffent-
liches Amt auszuüben oder Freundschaftsbeziehungen zu pflegen.

Auch bei diesem Spannungsfeld wären in historischer Perspektive
Differenzierungen hinsichtlich des von Foucault gezeichneten Bildes der
«christlich dominierten Jahrhunderte» anzubringen. Im Vordergrund
stand nicht der Selbstverzicht, sondern die Haltung der Demut, mit der
sich die frühen Christen nach Jesu Vorbild (Mt 25,35f.) den Bedürftigen
und Notleidenden zuwandten. In ihr scheint das vielfach artikulierte Paradox auf, dass sich gerade in den Werken der Fürsorge und Barmherzig-
keit Räume spiritueller Selbstsorge öffneten.[37]
Liegt es an Foucaults schonungsloser Entlarvung christlicher Pastoralmacht, dass sich bisher nur wenige Autorinnen und Autoren daran gewagt
haben, das Verhältnis der beiden ähnlich klingenden Begriffe Selbstsorge
und Seelsorge zu untersuchen?[38] Jedenfalls betont auch der katholische
Theologe Hermann Steinkamp, dass heutige Seelsorge den Fehler nicht
mehr wiederholen dürfe, das Selbst zu entmächtigen. Die Sorge müsse vielmehr dem Hier und Jetzt gelten; auch Menschen in Krisen seien als mündige
Subjekte wahrzunehmen, die sich um sich selbst und um andere sorgen.[39]
Wenn eine religiöse Erlösungsbotschaft das Heil ins Jenseits verschiebe,

---

[35]   Foucault, Genealogie, 210.
[36]   Foucault, Ethik der Sorge um sich, 260.
[37]   Balboni/Balboni, Hostility to Hospitality, besonders 15–153.
[38]   Vgl. ausführlicher: Pilgram-Frühauf, Gespiegeltes Selbst.
[39]   Vgl. Steinkamp, Seelsorge als Anstiftung zur Selbstsorge, 18ff.

vertröste sie in den Not- und Ernstfällen des Lebens zwar auf eine bessere Welt, bringe so aber letztlich die Selbstsorge aus dem Gleichgewicht, verhindere, dass der einzelne Mensch an einer Erfüllung seines diesseitigen Heils mitwirken könne. Die seelsorgliche Praxis des Geständnisses und der Beichte habe zur Verleugnung des Selbst geführt und stattdessen die Pastoralmacht immer weiter gestärkt. Dagegen müsse sie sich für «Selbsthilfe- und Initiativgruppen»[40] einsetzen sowie für eine «Wiederbelebung der Selbstsorgepraxis», verstanden als «Spiritualität der Anerkennung des Anderen als Anderen»[41]. Seelsorge besteht dann nicht mehr aus asymmetrischen Interaktionen zwischen ausgebildeten Seelsorgenden und Ratsuchenden, sondern stiftet Einzelpersonen, Familien, Gruppen und Gemeinden an, die gegenseitige Verantwortung wahrzunehmen und seelsorgliches Handeln untereinander in dynamischer Weise auszubauen. Die Brisanz dieser ethischen Stossrichtung liegt darin, dass auch Professionelle in Seelsorge und Beratung nicht primär durch Ausbildung und Titel qualifiziert sind, «sondern allein dadurch, dass sie selbst Meister der Selbstsorge sind» – aber letztlich ebenso der Seelsorge bedürfen.[42]

Auch in der Gerontologie herrscht Konsens darüber, dass ein zweipoliger Sorgebegriff wichtig ist, der die Bezugsrichtungen sowohl der Sorge für sich als auch für andere berücksichtigt. So ist es gemäss Andreas Kruse massgebend für die Lebensqualität von Menschen mit Demenz, inwiefern sie sich bis zuletzt um sich und um andere kümmern, für sich und andere Verantwortung übernehmen und Leben gemeinschaftlich mitgestalten können.[43] Dabei geht es nicht nur um Fragen der sozialen Inklusion und der Zugehörigkeit zu einer Gemeinschaft, auch nicht nur um die Erfahrung, von anderen begleitet zu sein und auf notwendige Hilfe zählen zu können. Entscheidend ist vielmehr die Möglichkeit, selbst etwas beizusteuern und anderen zugute kommen zu lassen. Das Engagement kann die eigene Familie oder ein Haustier, eine Haus- und Wohngemeinschaft, ein Quartier oder eine Kirchgemeinde betreffen. Sorge ist immer verbunden mit der Fähigkeit und Bereitschaft, sich in die Lebenssituation anderer

---

[40]   A. a. O., 138.
[41]   Steinkamp, Selbstsorge als spirituelle Praxis, 101.
[42]   A. a. O., 96. Vgl. beispielhaft auch den Aufsatz in *Wege zum Menschen*, in dem Steinkamp auf die Seelsorge als gegenseitige Sorge *aller* Gemeindeglieder hinweist: etwa dadurch, dass Sterbende uns «an unsere eigene Sterblichkeit erinnern». Steinkamp, Seelsorge als Anstiftung zur Selbstsorge. ... auch im Hospiz?, 77.
[43]   Kruse, Menschenbild, 15.

Menschen hineinzuversetzen und sich als verantwortlicher Teil innerhalb
der Gemeinschaft zu sehen, «denn jeder Pflegebedürftige, auch jeder De-
mente, hat – wie alle anderen Menschen – das Bedürfnis nach seiner
Tagesdosis an Bedeutung für Andere».[44] Kurz: Es geht um Generativität,
ein Begriff, der in den letzten Jahrzehnten auch im Blick auf das hohe
Alter und Menschen mit Demenz zentral geworden ist. Er bezieht sich
ganz allgemein auf das Bedürfnis, Lebenserfahrungen, Werte und Kompetenzen weiterzugeben, Verantwortung gegenüber später (oder noch
nicht) geborenen Generationen zu übernehmen und so zum Fortbestand
der Kultur und der Gesellschaft beizutragen.[45]

Ambivalenzen aktiver und passiver Sorge

Foucault bezeichnet die antike Selbstsorge als «Technologie». Wer sie be-
herrschte, bewegte sich einerseits dem Glück der Seele (*eudaimonía*) zu, das
den Menschen als höchstes Ziel vorschwebte, war andererseits gegen das
Unabänderliche allfälliger Schicksalsschläge ausgerüstet. Durch praktische
Übungen und philosophische Grundsätze war die Selbstsorge als Heilmittel allgegenwärtig und befähigte jedermann, möglichem Leiden aktiv zu
begegnen. Sogar dem Tod war aktiv beizukommen: «Krönung» philoso-
phischer Lebensweise war gemäss Foucault die Meditation des Todes, die
darin bestand, «den Tod im Leben gegenwärtig zu machen».[46] Sorge meint
also nicht ein Besorgtsein aufgrund von Missständen und Verlusten, gilt
auch nicht den materiellen Gütern und Besitztümern, sondern der «Sorg-
falt, die man auf sich selbst verwendet».[47] Vor dem Hintergrund seiner
Macht- und Gesellschaftskritik ist es bezeichnend, dass Foucault Identität
als aktives Bemühen des Menschen versteht, das erfinderisch in die Zukunft weist.[48]

---

[44]   Dörner, Das Gegenbild des Sozialraums, 65.
[45]   Höpflinger, Generativität; Kruse, Lebensphase hohes Alter, 134ff., 142ff.
[46]   Foucault, Die Hermeneutik des Subjekts, 135f.
[47]   Foucault, Technologien, 295.
[48]   Hierin sieht Christoph Horn einen markanten Unterschied zwischen Foucaults
Selbstsorgebegriff und der antiken Praxis der Selbstsorge (Horn, Ästhetik der Existenz und
Selbstsorge, 151f.): Während antike Modelle vom Prinzip des «Werde, der du bist» ausgehen und «die durch die Selbstpraktiken zu etablierende Identität als Erfüllung oder Voll-
endung essentieller Anlagen des Individuums» auffassen, vertritt Foucault das Modell der
Selbstschöpfung und Selbsterfindung.

Nicht nur bei den Unterscheidungen zwischen Selbstpraxis und Selbsterkenntnis, Sorge für sich und Sorge für andere, sondern auch in Bezug auf die existenzielle Spannung zwischen einer aktiven Lebensführung und der Passivität des Erleidens stellt Foucault eine historische Verschiebung fest: Die christlichen Kirchenlehrer hätten die Selbstsorge zu einem Instrument der Gewissensprüfung, des Bekennens und der Busse gemacht und so auch die Verleugnung des Selbst bis zur Selbstkasteiung gefördert. In der frühchristlichen Spielart der Selbstpraxis sei es immer weniger darum gegangen, Identität zu gewinnen, als vielmehr darum, Leiden und Abkehr vom Ich zu demonstrieren.[49]

Angesichts von Grenzsituationen, wie sie eine demenzielle Erkrankung mit sich bringt, stellt sich allerdings die Frage, ob Selbstsorge immer nur in die Richtung gehen muss, dass sich das Selbst dabei aktiv verwirklicht und stärkt. Es stimmt: Passivität stellt den Menschen als mündiges, selbstbestimmtes, selbst mächtiges und sich selbst erkennendes Subjekt infrage. Sie steht unter Verdacht, entweder gesellschaftliche Machtstrukturen und Unterdrückung zu fördern oder dann Trägheit und Lethargie zu unterstützen. Heute über Passivität nachzudenken, darf nicht bedeuten, hinter Selbstverantwortung zurückzugehen oder gar Erfahrungen von Fremdbestimmung und die Not von Grenzsituationen zu beschönigen. Vielmehr ist Passivität in ihrer Vielgestalt und Vieldeutigkeit wahrzunehmen: negativ als Leiden, aber auch positiv als Staunen über ein Glück, das keiner eigenen Leistung entspringt und einen Menschen unerwartet überkommt. Die Frage nach dem Stellenwert der Passivität rührt an ein Menschenbild, in dem sich Passivität und Aktivität auf eigentümliche Weise verschränken: Es stellt den Menschen als ein Wesen dar, das Verantwortung übernehmen, tun und lassen, sein Leben gestalten und mit anderen Menschen in Kontakt treten kann, gleichzeitig aber auch immer auf andere Menschen angewiesen ist und unter der Bedingung von Verletzlichkeit und Endlichkeit steht.

Die Auseinandersetzung mit dem antiken Selbstsorgebegriff macht bewusst, dass auch eine demenzielle Erkrankung oftmals Erfahrungen von Passivität mit sich bringt, die sich nicht einfach in Aktivität ummünzen und auch nicht ohne Weiteres deuten lassen. Eine schwerwiegende

---

[49]   Foucault, Technologien, 312. Foucault erwähnt nicht, dass die erste (ausführliche) Autobiografie von einem antiken Christen stammt: die *Bekenntnisse* des Augustinus, die als Öffnungen des Selbst auf eine Transzendenz hin von einem grundlegenden Wechselspiel zwischen menschlicher Aktivität und Passivität zeugen.

Krankheit, aber auch ein überraschendes Glück – beides sind Einbrüche des Unkontrollierbaren und Unerwarteten, die betroffen und nicht selten auch sprachlos machen. Es ist von einer Passivität die Rede, um die seit jeher die menschliche Spiritualität kreist.

Offene Frage: Selbstsorge und Spiritualität?

Bisher haben sich vier Grundspannungen gezeigt, die Selbstsorge als «wanderndes Konzept» dynamisch halten: Der Begriff oszilliert zwischen den Polen der Selbsterkenntnis und Selbstpraxis, der Identität in der Zeit und der Identität im Augenblick, der Sorge für sich und der Sorge für andere und zwischen menschlicher Aktivität und Passivität. In dieser mehrdimensional ambivalenten Struktur passt er sich unterschiedlichen individuellen und gesellschaftlichen, religiösen oder säkularen Verwendungszusammenhängen an – und ich wage zu vermuten, dass er gerade deswegen auch den Diskurs über existenzielle Grenzsituationen, zu denen auch die Konfrontation mit Demenz gehört, zu bereichern vermag.

Bevor ich mich der seelsorglichen Fachliteratur zur Demenzthematik zuwende, gilt es noch eine Frage aufzunehmen, die bisher, im Streifzug durch Foucaults Auseinandersetzung mit dem Selbstsorgebegriff, erst angeklungen ist: In welcher Beziehung stehen die Selbstsorge und Spiritualität zueinander? Auf diese Frage geht Foucault in einem Interview Anfang 1984, kurz vor seinem Tod, ein: «Unter Spiritualität verstehe ich das […], was sich sehr genau auf den Zugang des Subjekts zu einer bestimmten Seinsweise bezieht und auf die Transformationen, die das Subjekt selbst durchlaufen muss, um zu dieser Seinsweise zu gelangen. Ich glaube, dass es in der antiken Spiritualität eine Identität oder Beinahe-Identität zwischen dieser Spiritualität und der Philosophie gab.»[50] Spiritualität bedeutet demnach: eine bestimmte «Seinsweise» anzustreben und auf dem Weg dorthin «Transformationen» zu vollziehen. Im Modus der philosophischen Selbstsorge enthält sie einen ausgeprägt aktiven Impetus, der auf Selbstbestimmung und Eigeninitiative beruht.

Weil sich vor dem Hintergrund eines differenzierten, relationalen und ambivalenten Selbstsorgebegriffs der Einwand anschliessen liesse, dass man sich gerade in Bezug auf Spiritualität ja auch einiges verwehrt, wenn man

---

50   Foucault, Ethik der Sorge um sich, 270.

sich nur auf ein aktiv zu erreichendes Ideal festlegt, ist eine andere Inter-view-Aussage Foucaults ebenso interessant. Sie bezieht sich auf die künst-lerische Kreativität: «Man verliert sich in seinem Leben, in dem, was man schreibt, in dem Film, den man gerade dreht, wenn man nach der Identität der Sache fragt. Dann ist die Sache ‹verpfuscht›, weil man sich auf Klassifi-kation einlässt. Es geht darum, etwas hervorzubringen, das zwischen den Ideen geschieht und das man nicht benennen kann. Man muss vielmehr ständig versuchen, ihm eine Farbe, eine Form, eine Intensität zu geben, die niemals sagt, was sie ist. Das ist Lebenskunst.»[51]

Selbstsorge widmet sich einer Identität, die nicht einengt, sondern veränderlich und wandelbar ist und sich daher endgültigen Definitionen und Zuschreibungen immer wieder auch entzieht. Der Mensch kann das Kunstwerk «hervorbringen» und doch «geschieht» es. Darin zeigt sich eine hermeneutische Spannung zwischen einem Vollkommenheitsstreben und der Offenheit für Unverfügbares, die auch für das Krankheitserleben eine grosse Rolle spielen und eine spirituelle Dimension aufweisen kann. Spä-testens hier wird deutlich, dass Foucault die griechische Vorstellung von «Technik» nicht so umstandslos modernisiert, wie oft angenommen wird. Das lebenskünstlerische Verhältnis zu sich selbst ist keines zwischen Schöpfer und berechenbarem, beherrschbarem Material. Denkt man Selbstsorge weiter, entspricht sie vielmehr gerade dadurch einer künstleri-schen «Seinsweise», dass sie jenseits von Wissen, Macht und Reglementie-rung spirituelle – oder jedenfalls inspirierte – Freiräume zulässt, nicht als Zwang, sondern als Aufgabe.

In dieser an der Selbstbestimmung und Wandelbarkeit jedes Einzel-nen orientierten Grundhaltung sind Foucaults Ausführungen anschlussfä-hig für einen Spiritualitätsbegriff, wie er heutzutage auch im säkularen Kontext von Gesundheit und Medizin vorgeschlagen wird. Konsens be-steht darin, dass Spiritualität die existenzielle Grundeinstellung einer Per-son zu ihrem Leben berührt. Sich ihrer zu vergewissern, kann im Alter und insbesondere in Situationen mit einer schweren Krankheit für die Selbstsorge bedeutsam sein. Denn bei der Spiritualität geht es um die Quellen, aus denen Menschen leben und auch in schwierigen Situationen Kraft schöpfen. Wie es eine aktuelle Definition aus dem Bereich interpro-fessioneller Spiritual Care beschreibt, gilt dies sowohl in einem religiösen als auch in einem säkularen Kontext: «Spiritualität wird verstanden als Ver-

---

[51]   Foucault, Gespräch mit Werner Schroeter, 110.

bundenheit einer Person mit dem, was ihr Leben trägt, inspiriert und integriert, sowie die damit verbundenen existenziellen Überzeugungen, Werthaltungen, Erfahrungen und Praktiken, die religiöser oder nicht-religiöser Art sein können.»[52]

Spezifisch religiöse Spiritualität orientiert sich an den Grundlagentexten aus der Tradition. Im Christentum ist sie in den Kontext einer Theologie eingebettet, die sie nicht primär als eigenes Verdienst, sondern als Leben aus dem Wirken des Heiligen Geistes versteht: «Der Wind weht, wo er will, und du hörst sein Sausen, weisst aber nicht, woher er kommt und wohin er geht. So ist es mit jedem, der aus dem Geist geboren ist.» (Joh 3,8) Insbesondere die theologischen Argumentationslinien bei Paulus laufen jedoch teilweise in eine sehr ähnliche Richtung wie bei Foucault und vielen anderen, die sich in ihrer spirituellen Suche bewusst von Traditionen und Institutionen abgrenzen und ihre persönliche Spiritualität individuell gestalten.[53] Auch die paulinischen Schriften charakterisieren das Christentum als spirituelle Bewegung, die sich von herkömmlichen religiösen Lebensformen abgrenzt, die mit akribischer Gesetzestreue und Buchstabenglauben verbunden waren. Nicht eigene Leistung, allein der Glaube zählt: «Denn wir halten fest: Gerecht wird ein Mensch durch den Glauben, unabhängig von den Taten, die das Gesetz fordert.» (Röm 3,28)

Könnte es sein, dass sich Spiritualität in einer anthropologischen, am einzelnen Individuum orientierten Perspektive als Dimension von Selbstsorge konstituiert, die gerade der Altersphase eine dynamische Prägung und offene Ausrichtung schenken kann? Kann Selbstsorge so mit den Bewegungen der Spiritualität verschmelzen, dass sie nicht nur deren aktive Spielarten, etwa in der Gestaltungsfreude ritueller Praxis, sondern auch das Staunen, die Sehnsucht und den Schmerz angesichts des Unverfügbaren menschlicher Existenz zum Ausdruck bringt? Und zeigt nicht gerade die Spiritualität in ihrer relationalen Ausrichtung, dass der Mensch in und von Beziehung lebt und sich in seinem Selbstsorgehandeln nicht nur um sich selbst dreht? Solchen Fragen wende ich mich im folgenden Kapitel zu: Es untersucht, inwiefern Studien aus dem Bereich seelsorglicher und

---

[52]   Spiritual Care in Palliative Care. Leitlinien zur interprofessionellen Praxis (2018), verfügbar unter: www.palliative.ch/fileadmin/user_upload/palliative/fachwelt/ C_Fachgesellschaft/Fachgruppe_seelsorge/Broschuere_Leitlinien_Spiritual_Care_in_ Palliative_Care_de_RZ_low.pdf (abgerufen am 20.06.2021).

[53]   Peng-Keller, Genealogies of spirituality, 87 u. a.

gesundheitsberuflicher Spiritual Care auf die Selbstsorge von Menschen mit Demenz eingehen und inwiefern in ihnen die beschriebenen Ambivalenzen zum Ausdruck kommen.

II. Aspekte der Selbstsorge in der Seelsorgeliteratur

Im Bemühen, den Selbstsorgebegriff im heutigen, von Foucault vorgespurten Sprachgebrauch nachzuvollziehen, sind Spannungsverhältnisse deutlich geworden, innerhalb derer sich die Selbstsorge im Sinne einer prozesshaft verstandenen, sich ständig erneuernden und stark in persönlichen Initiativen wurzelnden Lebensqualität bewegt. Wo Spannungsfelder aufgehen, zeigen sich immer wieder auch Verschiebungen und Umlagerungen, Dynamiken und Unruhen. Wie es Foucaults Studien deutlich machen, haben diese Prozesse bezüglich der Selbstsorge im Lauf der Jahrhunderte stattgefunden; sie ergeben sich aber ebenso über einzelne Lebensspannen hinweg, insbesondere auch im Verlauf einer demenziellen Erkrankung. Das subjektiv erlebte und immer wieder neu auszubalancierende Verhältnis von Aktivität und Passivität stellt in der Sorge um sich eine Herausforderung dar, die entscheidend dafür ist, wie Betroffene die schmerzlichen Erschütterungen der Krankheit erleben.

Meine Ausführungen stützen sich im Folgenden auf mehr als fünfzig Monografien, Aufsätze aus Sammelbänden und Studien aus wissenschaftlichen Zeitschriften. Dass Spiritual Care, und insbesondere die spezialisierte Spiritual Care der kirchlichen Seelsorge, in differenzierter Weise einen Rahmen bilden kann, in dem Selbstsorge in ihren verschiedenen Facetten gelebt und erlebt wird, fassen Thomas Mäule und Annette Riedel so zusammen: Seelsorge wird zum «Ort, wo es um das Thema Selbstvergewisserung und Identität geht. Wo es darum geht, sich im Leben zu orientieren, zu vergewissern, über den Alltag zu erheben und Gemeinschaft zu stiften. Hier wird die Erfahrung thematisiert, dass Lebensmöglichkeiten verweigert und versagt werden [...], dass der Mensch nicht über sein Leben verfügt, dass er aber mehr ist, als in seinen vermeintlichen Möglichkeiten beschlossen liegt.»[54] So werden seelsorgliche Situationen von Vornherein als Rahmen charakterisiert, der insofern mit Selbstsorge zu tun hat, als er der Begegnung mit sich selbst, der Auseinandersetzung mit eigenen Möglichkeiten und Grenzen sowie Erfahrungen von Gemeinschaft und Transzendenz Raum bietet.

---

54   Mäule/Riedel, Religiöse Bedürfnisse, 95f.

Spirituelle Selbstsorge: Formen und Funktionen

So wie Foucault Selbstsorge als Zusammenspiel von Selbsterkenntnis und Selbstpraxis vorstellt, betonen auch Andreas Kruse und viele weitere Exponenten der Demenzforschung, dass das Potenzial zur Selbstaktualisierung keinesfalls auf kognitive Leistung beschränkt ist, sondern «alle Qualitäten der Person ein[schliesst]».[55] Um aus diesen Ressourcen zu schöpfen, schlägt Giovanni Maio vor, «darüber nachzudenken, wie man dem kranken Menschen widerspiegeln kann, was er noch alles kann»:[56] Wenn Begleitpersonen den Betroffenen ermöglichen, den Tagesablauf individuell und nach persönlichen Vorlieben zu gestalten und etwa die Eissorte oder Lieblingsmusik selbst zu wählen, so gehöre das zentral zur Selbstsorge und fördere einen kreativen Umgang mit der zunehmenden Abhängigkeit.[57] Bei solchen Überlegungen legt Maio den Fokus aber nicht primär auf die Selbstsorge, sondern geht im Bemühen um eine validierende Zuwendung von einer fürsorglichen Haltung aus.

Ein ähnliches Muster liegt im Bereich der seelsorglichen Deutungen vor: Weil kognitive Muster der Krankheitsbewältigung im Verlauf einer demenziellen Erkrankung immer weniger im Vordergrund stehen, verschieben sich die spirituellen Akzente auf leiblich-emotionale und gemeinschaftliche Selbstsorge-Komponenten. Während hierbei aber die Aufgaben in der Begleitung und Fürsorge ausführlich erläutert sind und die Tragweite der Beziehung und der leiblich-rituellen Seelsorge aufgezeigt wird,[58] ist von der Perspektive der Betroffenen und deren spirituellen Bedürfnissen und Praktiken vergleichsweise selten die Rede.[59] So lege ich das Augenmerk im Folgenden vor allem auf die Ausnahmen: auf Ansätze, die vom Fokus der Selbstsorge ausgehen.

---

[55]   Kruse, Menschenbild, 17.
[56]   Maio, Den kranken Menschen verstehen, 74.
[57]   Ebd.
[58]   Vgl. dazu die umfangreichen Arbeiten: Fröchtling, «Und dann …»; Roy, Demenz; Stuck, Seelsorge.
[59]   Vgl. zu diesem Desiderat z. B.: Toivonen u. a., Supporting spirituality, 886f.: «There is also a need to explore how older adults themselves experience having their spirituality supported within their nursing care.» Oder: Katsuno, Personal spirituality, 216: «However, little empirical research has been conducted to investigate the spiritual experience of persons with dementia from their own perspectives.»

Spirituelle Bedürfnisse

Im Zuge einer auf das einzelne Individuum bezogenen Auffassung von Spiritual Care[60] hat sich das Interesse der Forschung auf die spirituellen Bedürfnisse konzentriert. Grundlegend für die Wahrnehmung der spirituellen Dimension im Alter sind die religiös-spirituellen Bedürfnisse geworden, die der amerikanische Religionspsychologe Harold G. Koenig bereits in den 1990er-Jahren in Interviews mit pflegebedürftigen älteren Menschen erhoben hat. Die Spannungsfelder der Selbstsorge, die ich im vorangehenden Kapitel entfaltet habe, spiegeln sich auch in ihnen wider: Die aktive Suche nach Sinn, Zweck und Hoffnung, das Bedürfnis, die gegenwärtige Situation zu transzendieren, religiöse Praktiken aufrechtzuerhalten, tangieren die Grundspannung zwischen Selbsterkenntnis und Selbstpraxis. Ein Gefühl von Kontinuität und die Bewahrung von Würde, Individualität und Selbstwert gehören eher in den Bereich der Auseinandersetzung mit der eigenen Identität. Im Bedürfnis, zu vergeben und Vergebung zu erfahren, zeigt sich die ethische Dimension der Selbstsorge und die weiteren Bedürfnisse deuten darauf hin, dass Selbstsorge auch mit den Grenzen und der Verletzlichkeit im Alter zu tun hat: Ältere Menschen wünschen sich Unterstützung bei der Verarbeitung von Verlusten, unbedingte Zuwendung, Gespräche, in denen sie auch Ärger und Zweifel ausdrücken und sich auf Sterben und Tod vorbereiten können.[61]

Personzentrierte Ansätze betonen übereinstimmend, dass sich die spirituellen Bedürfnisse von Demenzbetroffenen in keiner Weise von denjenigen unterscheiden, die wir alle haben.[62] Die Frage hingegen, wie ihnen im konkreten Alltag begegnet werden soll, deutet auf eine Diskrepanz. Auf der einen Seite finden sich Äusserungen wie diejenige von Tom Kitwood, der zu bedenken gibt, dass Betroffene «weitaus verletzlicher und gewöhnlich weniger in der Lage sind, die zur Befriedigung ihrer Bedürfnisse notwendigen Initiativen zu ergreifen».[63] Um auf die Schwierigkeit hinzuweisen, spirituelle Bedürfnisse aus pflegerischer Sicht wahrzunehmen und richtig zu deuten, werden auf der anderen Seite Selbstsorge und Eigeninitiative gerade stark gemacht: «The participants highlighted that

---

[60]   Vgl. z. B. Roser, Innovation, 47: «Spiritualität ist genau – und ausschliesslich – das, was der Patient dafür hält.»
[61]   Vgl. Koenig, Aging and God, 284–296.
[62]   Fröchtling, «Und dann …», 288.
[63]   Kitwood, Demenz, 146.

the need for spirituality was personal and should be initiated by the older person. Nurses should not impose their own spiritual views on the older person.»[64]

Jenseits dieser Diskrepanz, die sich aus der Fürsorgeperspektive ergibt und den Umgang mit spirituellen Bedürfnissen betrifft, findet man in der Fachliteratur zum interprofessionellen Aufgabenfeld der Spiritual Care zwei unterschiedliche Stossrichtungen, welche die Aspekte der Selbstsorge nicht nur negativ oder aus Angst vor Fremdbestimmung, sondern in positiver und produktiver Weise zur Geltung bringen. Vor allem im deutschsprachigen Bereich fallen erstens Ansätze auf, die Demenz nicht als Zustand, sondern als Prozess mit sich wandelnden Herausforderungen und Entwicklungsmöglichkeiten betrachten. Es wird aufgezeigt, dass Betroffene im demenziellen Verlauf bis in fortgeschrittene Stadien immer wieder neue Formen von Selbstsorge zum Ausdruck bringen. Zweitens rückt Selbstsorge auch dort in den Fokus, wo die Wirksamkeit von Spiritualität auf die Krankheitsbewältigung (Coping) untersucht wird. Grundsätzlich ist zu beobachten, dass evidenzbasierte Studien häufiger auf die konkreten spirituellen Praktiken von Menschen mit Demenz eingehen als Untersuchungen, die das Phänomen Demenz aus theologischer Warte in den Blick nehmen.

Selbstsorge im demenziellen Verlauf

Auffällig ist, dass im Bereich der Seelsorge gerade diejenigen Theologinnen und Theologen, die über eine gewisse medizinische Informiertheit verfügen, für eine phasenspezifische seelsorgliche Begleitung offen sind. Dabei stehen dann weniger theologische Deutungen des Personseins und der Identität im Vordergrund, als vielmehr die konkreten Äusserungsformen von Selbstsorge, die Seelsorgende aus der Beobachterperspektive wahrnehmen und auf die sie eingehen können. So zeigen etwa Regine Keetmann und Urte Bejick auf, dass in den von Naomi Feil beschriebenen Phasen des demenziellen Verlaufs unterschiedliche Selbstsorgetechniken auftreten. Sie schlagen eine Begleitung vor, die sensibel darauf reagiert:[65]

In der ersten Phase, in der die Orientierung zum Problem wird, ist Biografiearbeit als Form der Selbstsorge eine wichtige Stütze. Menschen,

---

[64]   Toivonen u. a., Supporting spirituality, 885.
[65]   Zum Folgenden insgesamt: Keetmann/Bejick, Verwirrte alte Menschen, 124–141.

die sich in einem frühen Stadium der Demenz befinden, erzählen häufig aus ihrer Vergangenheit. Im Erzählen von biografischen Schlüsselereignissen erleben sie Selbstvergewisserung und erhalten Gelegenheit, Sinn- und Wertfragen des Lebens zu bedenken und mit sich selbst ins Reine kommen. Auf die Biografiearbeit, die nicht nur aufgrund von religiösen Inhalten, sondern *per se* eine seelsorgliche Aufgabe erfüllt, weisen auch Gerhard Hille und Antje Koehler hin: «In diesem Sinne hat Biographiearbeit auch ausserhalb von explizit ‹religiöser Biographiearbeit› eine seelsorgliche Funktion. Der alte Mensch wird ermutigt, an gute Erfahrungen seines Lebens anzuknüpfen und sich mit schlechten zu versöhnen. Darüber hinaus wird die Ganzheit seiner Lebenserfahrungen in einen grösseren Zusammenhang gestellt.»[66]

Selbstsorge konzentriert sich in der zweiten Phase der Zeitverwirrtheit auf konkrete Gegenstände und Handlungen, die symbolische Räume eröffnen. In ihnen können Menschen mit Demenz ihren Gefühlen Raum geben und über die symbolische Kommunikation Selbstsorge erleben. So geht auch aus einer Studie von Barbara Städtler-Mach hervor, «dass viele kleine und kleinste Beobachtungen erfasst wurden, die Elemente von Religiosität und Spiritualität auch bei Menschen mit Demenz zeigen. Oft sind dabei nur einzelne Wörter oder Sätze gefallen – z. B. ‹Himmelsvater› –, die ohne eine besondere Sensibilität vielleicht nicht wahrgenommen werden würden.» Insgesamt falle in dieser Phase die Dichte von Situationen auf, in denen «von Äusserungen religiösen Lebens oder mindestens einer inneren Haltung gesprochen werden kann».[67] Sei es ein Schmerz, der beim Verbandwechsel auftritt, oder ein Blick aus dem Fenster: Mitten im Alltag können existenzielle Fragen aufscheinen und den Augenblick für die spirituelle Dimension durchlässig machen. Auch Aggressionen werden unter diesem Blickwinkel nicht als «grundsätzlich negativ» betrachtet: «Auch sie sind eine Ressource, die einen Menschen darin unterstützt, seine Situation zu bewältigen.»[68]

In der dritten Phase zeigt sich Selbstsorge verstärkt in stereotypen Bewegungen. Ruheloses Umhergehen, Klopfgeräusche oder das wiederholte Berühren und Traktieren von Gegenständen sind nicht als Verhaltensstörungen abzuwerten, sondern als rituelle Ausdrucksformen zu erkennen, in

---

[66] Hille/Koehler, Seelsorge und Predigt, 120f.
[67] Städtler-Mach, Religiöse Bedürfnisse, 133.
[68] Eglin u. a., Das Leben heiligen, 40.

denen sich Menschen mit Demenz selbst spüren und ihre Sehnsucht nach Sicherheit und Halt körperlich umsetzen. Für diese Art der Selbstsorge sind «Arbeitsgeräte» nötig und ein Umfeld, das rituellen, rhythmischen, auch tänzerischen Bewegungsabläufen im Zeichen der Validation begegnet.[69] Martina Kumlehn spricht die Kraft des Singens, die Freude beim Essen (von Süssigkeiten) und die Präsenz der Berührung an.[70]

Wie sich Selbstsorge schliesslich in der letzten Phase realisiert, bleibt für Begleitende oftmals im Verborgenen. Grundsätzlich wird davon ausgegangen, dass die emotionale Fähigkeit zur Selbstsorge in Sehnsucht und Schmerz bis zur Todesstunde erhalten bleiben und Menschen mit Demenz über die Sinneserfahrungen von Augen, Ohren, Nase und Haut bis zuletzt mit ihrer Umgebung interagieren.[71] Seelsorgende, Pflegende und Angehörige tragen diesem Umstand Rechnung, indem sie auch das (schweigende) Dasein oder Berührungen als eine Form der Begleitung anerkennen und aushalten. Im Blick auf die letzte Lebensphase mit Demenz wird deutlich, was für spirituelle Formen von Selbstsorge generell gilt: dass Spiritualität keine feste Grösse ist, sondern sich im Lauf des Lebens verändert, dass sie für die Begleitenden oftmals verborgen und in sehr individueller Gestalt stattfindet, «dass jedem Menschen in seinen letzten Lebenstagen und -stunden seine ganz persönliche Form von Spiritualität zusteht»[72]. Die Grundhaltung des Daseins und Aushaltens trägt dazu bei, Menschen mit Demenz den Raum dafür zu eröffnen, dass die spirituelle Dimension anklingen kann.

Selbstsorge-Wirksamkeit

Mit einer ausgeprägt therapeutischen Stossrichtung steht Selbstsorge im Mittelpunkt empirischer Studien, die den Einfluss von spirituellen Überzeugungen und Praktiken auf das subjektive Wohlbefinden und den Krankheitsverlauf überprüfen. Grundsätzlich wird in solchen Studien angenommen, dass Spiritualität eine zentrale Komponente des «Selbstsorge-

---

[69]   Dies wird etwa in der eindrücklichen Videosequenz mit Gladys Wilson und Naomi Feil sichtbar (www.youtube.com/watch?v=CrZXz10FcVM; abgerufen am 20.10.2020).
[70]   Kumlehn, Lebensqualität imaginieren, 177.
[71]   Zentrum für Gerontologie (Hg.), Leitfaden, 24.
[72]   A. a. O., 17.

verhaltens» sei und spirituelle Praktiken ältere Menschen motivierten, sich um sich selbst zu kümmern und das Selbstbild zu stärken.[73]

Zum einen weisen die Studien einen positiven Effekt auf die Lebensqualität nach. In halbstrukturierten Interviews wird zumeist eine positive Bilanz gezogen: Je höher die Werte für Spiritualität, desto höher sind auch die Werte für Lebenszufriedenheit. Überwiegend berichten die befragten Personen mit einer beginnenden Demenz, der Glaube helfe ihnen, ihre Krankheit zu akzeptieren und trotz Verlust von Kontrolle und Orientierung eine positive Einstellung zu bewahren. Sie sorgen sich weniger um eine ungewisse Zukunft, da sie ihr Leben Gott anvertrauen können. Ein grosses Gewicht für die Selbstsorge erhält die private religiöse Praxis, insbesondere das Beten und das Singen von religiösen Liedern.[74]

Zum anderen streichen die Studien heraus, dass Spiritualität den kognitiven Abbau verlangsamen könne. Als möglichen Erklärungsansatz führen die Autoren an, dass spirituelle Aktivitäten wie beispielsweise das Rezitieren von Gebeten eine Form von Gedächtnistraining darstellen und zu einer gesteigerten Konzentration und Aufmerksamkeit führen.[75] Hier darf allerdings nicht ausser Acht gelassen werden, dass sich solche Erklärungen oftmals mehr am kulturell verbreiteten Menschenbild orientieren und weniger an der individuellen Spiritualität. Denn Gebete und besonders auch Lieder, die seit der Kindheit und im Lauf des Lebens eingeübt und mit Stimmungen und Gefühlen angereichert worden sind, konnten sich im leiblichen Gedächtnis tief einprägen – und sind dann weniger als kognitive Leistung zu bewerten.

Über eine Wahrnehmungsweise, die auf die Funktionalität spiritueller Selbstsorge ausgerichtet ist, gehen empirische Ansätze hinaus, die explizit ein phänomenologisch-hermeneutisches Interesse bekunden. Sie fragen danach, welche religiösen Praktiken Menschen mit Demenz vor dem Hintergrund ihrer Biografie als bedeutsam erachten und was sie im Augenblick von ihrer Spiritualität zeigen. Eine solche Grundidee steckt beispielsweise hinter dem Spiritual-Assessment-Instrument des Institut Neumünsters (NASCA). Anders als in herkömmlichen Assessments leitet es nicht dazu an, Interviewfragen zu stellen, die eine spirituelle Begleitung gewährleisten sollen. Vielmehr gehen sie von einer fragenden, zuhörenden Haltung aus,

---

[73] Vgl. Callaghan, The influence of growth.
[74] Katsuno, Personal spirituality, 330.
[75] Vgl. Agli u. a., Spirituality and religion; Kaufman u. a., Cognitive decline.

um Menschen mit Demenz in ihrer Selbstsorge und in dem, was sie mitten im Alltag von ihrer Spiritualität zeigen, wertzuschätzen. In der Begleitung geht es zunächst einmal niederschwellig darum, die Spuren spiritueller Selbstsorge als solche wahrzunehmen und einzuordnen. NASCA geht von den drei Grundfragen nach dem Woher, Wohin und Wozu des menschlichen Lebens aus, die hierzu eine Stütze bieten können.[76] Werden die spirituellen Suchbewegungen nach Geborgenheit, Hoffnung und Sinn im lebensgeschichtlichen Erzählen, in symbolischer Kommunikation, in gemeinsamen Ritualen und im vertrauensvollen Mit- und Füreinander als spirituelle Selbstsorge wahrgenommen, können sie von Begleitpersonen behutsam und würdigend unterstützt werden.[77] Das Instrument fördert eine Sensibilisierung für religiös und spirituell dichte Momente, die sich in dafür vorgesehenen Feiern, aber auch mitten im Alltag und in «nahezu allen Bezügen des Lebens»[78] ereignen können.

Gerade solch wahrnehmende, phänomenologische Zugänge machen allerdings bewusst, dass auch spirituelles Leiden entstehen und den Umgang mit einer Demenzerkrankung erschweren kann. Obschon religiös-spirituelle Praxis und Gemeinschaft erwiesenermassen helfen, Halt zu finden und das Leben mit Demenz zu gestalten, zeigen nicht wenige Beispiele, dass angesichts der Krankheit und der damit verbundenen Orientierungslosigkeit auch in spiritueller Perspektive Unsicherheit, Wut und Trauer auftreten können. Bisherige Gottesbilder werden dann hinterfragt oder stellen, insbesondere vor dem Hintergrund einer angstbesetzten Religiosität, eine zusätzliche Belastung dar. Dies ist beispielsweise der Fall, wenn Gott für eine Person zur Instanz geworden ist, vor der sie alles richtig machen möchte und angesichts einer Demenzdiagnose das Gefühl erhält, auch in religiöser Hinsicht nicht mehr zu genügen. Betont wird in verschiedenen Überblicksdarstellungen die Ambivalenz des Glaubens, der mit einer Demenz intensiver und vertrauensvoller werden, aber auch als Hadern mit Gott in eine Glaubensprüfung münden kann.[79] In Anlehnung an ein Modell von Kenneth Pargament beschreiben Jocelyn S. McGee und ihre Arbeitsgruppe diese Situation als «spiritual struggle». Sie kann zu einer

---

[76]   Pilgram-Frühauf/Schmid, Spiritual Care im Alter, 81–84.
[77]   A. a. O., 57–68.
[78]   Städtler-Mach, Religiöse Bedürfnisse, 134.
[79]   A. a. O., 135; vgl. auch Snyder, Satisfactions and challenges.

Erosion spiritueller Überzeugungen und Praktiken oder aber zu deren Transformation und Vertiefung führen.[80]

Es gilt also sorgfältig und differenziert wahrzunehmen, wie vielfältig und individuell unterschiedlich spirituelle Bedürfnisse zum Ausdruck kommen und wie sich die Ausdrucksformen spiritueller Selbstsorge im demenziellen Verlauf auch verändern können. Eine solche Sichtweise lässt zu, dass insbesondere auch der transformative Charakter von Spiritualität gefördert wird, zu dem auch unerwartete und überraschende Möglichkeiten gehören. Simon Peng-Keller spricht in diesem Zusammenhang von der «emergenten Spiritualität».[81]

Theologische Deutungen von Identität

Im Durchgang durch die theoriebildende Literatur stellt sich auch die Frage, welche Deutungen von Identität sie erschliesst. Dabei beziehe ich mich auf die Unterscheidung von Paul Ricœur, die ich in Kapitel I eingeführt habe: Wird Identität eher als etwas entfaltet, was sich in der zeitlichen Ausdehnung der Lebensgeschichte zeigt und als «Selbigkeit» mehr oder weniger «dasselbe» (*idem*) bleibt? Oder bildet Identität in der aktuellen Situation den «Rahmen», innerhalb dessen sich das Selbst als sich selbst (*ipse*) – und das heisst auch in Abgrenzung von einem Gegenüber – als «Selbstheit» erlebt?

Infragestellung der «Selbigkeit» (Identität im Lauf der Zeit)

Theologisch-seelsorgliche Auseinandersetzungen mit Demenz weisen zunächst auf Gesichtspunkte hin, die weniger die Identität von Menschen mit Demenz, als vielmehr den identitätsstiftenden Rahmen der Seelsorge infrage stellen.[82] Die Problemanzeige bezieht sich primär auf die *idem*-Struktur menschlicher Identität in ihrer doppelten Ausrichtung in der Zeit, also im Blick auf die Herkunft und Zukunft, das Woher und Wohin einer Person. Die Herausforderung besteht darin, dass christliche Seelsorge in die Tradition einer ausgeprägten Gedächtnis- und Schriftreligion einge-

---

[80]   McGee, Spiritual Diversity.

[81]   Peng-Keller, Abschiedlichkeit und Resilienz; Zimmermann/Peng-Keller, Selbstsorge bei Demenz, 29.

[82]   Vgl. Drechsel, Schweigen.

bettet ist. Glaube beruht auf einer in Wort und Schrift überlieferten Heilsgeschichte, die in den biblischen Texten erzählt und durch sie erinnert und
vergegenwärtigt wird. Menschliche Identität konstituiert sich innerhalb
der Geschichte, in der Gott als Schöpfer mit den Menschen in Beziehung
getreten ist, seinen Bund durch Jesus Christus erneuert hat und sich im
Wirken des Heiligen Geistes weiterhin zeigt.

Spätestens bei der Frage nach der Teilhabe von Menschen mit Demenz stellt sich nun eine radikale «Anfrage an das Wesen des Christentums als Gedächtnisreligion»[83]: Wenn Erinnerung als kognitive Leistung
verstanden wird, die abruft, was in der Vergangenheit geschehen ist, so
verlieren Menschen mit Demenz nicht nur den Bezug zu ihrer eigenen
Lebensgeschichte, sondern auch zu den religiösen Erzählungen, über die
sich die christliche Gemeinschaft an die Zuwendung Gottes erinnert. Ge-
dächtnisverlust droht dann die kollektive Identität zu unterwandern, die
von Demenz Betroffenen auszugrenzen – und somit auch Theologie und
Kirche mit ihren Abwegigkeiten zu konfrontieren. Dezidiert halten daher
einige Theologen und Theologinnen der Gefahr der Exklusion entgegen,
dass gerade hier auch die Zumutung des Glaubens ansetze: Stärker als alles
Wissen um die eigene Herkunft und Geschichte sei die Gewissheit, dass
Gott «die Verlorenen nicht vergisst und auch die Vergesslichen nicht verliert», dass Glaube Gedächtnis stiftet, ob man sich dessen erinnert oder
nicht, «weil es höher ist als die Erinnerung (Jes 55,8) und weil es radikal
neu ist (Jes 43,19)».[84] Keine Gedächtnisreligion dürfe ihre Wahrheit davon
abhängig machen, ob ihre Inhalte erinnert werden oder nicht. Vielmehr
sei die Gemeinschaft der Gläubigen dafür zuständig, dass sich alle Mitglie-
der mit ihr und in ihr identifizieren können. Somit wird das Gedächtnis
Gottes ergänzt durch den Fokus der Gemeinde. Die Demenz einer Person
hat nicht nur Konsequenzen für die Selbstsorge, sondern ekklesiologische
Konsequenzen, indem Erinnerung gemeinschaftlich, und das heisst in
Stellvertretung der Betroffenen auch fürsorglich, vollzogen wird.

Demenz hinterfragt theologische Deutungen aber nicht nur in ihrer
Bezogenheit auf die Herkunft eines Menschen, sondern auch in der Ver-
heissung für die Zukunft. Dies betrifft insbesondere Seelsorge-Konzep-
tionen, die sich an eine psychotherapeutische Gesprächskultur anlehnen
und auf eine kognitive Selbstexploration im Glauben setzen. Sie beruhen

---

[83]   Kunz, Demenz als Metapher, 450.
[84]   A. a. O., 439.

zudem oftmals auf klassischen entwicklungspsychologischen Modellen wie demjenigen von Erik H. Erikson, die über einen stufenweisen Entwicklungsprozess auf Dauerhaftigkeit und Vollständigkeit ausgerichtet sind und eine komplette Identität anpeilen. Wenn im Blick auf das Alter die Devise lautet, zu wachsen und zu werden, korrigiert das einerseits die weit verbreitete Verlust- und Defizitorientierung, könnte andererseits aber auch einen normativen Sollensdruck befördern: Das Individuum bemühe sich bis ins hohe Alter um eine Einheit aus Handlungen, Meinungen, Erfahrungen und stelle diese in den Zusammenhang eines umfassenden Lebensentwurfs hinein. Ungeachtet dessen, dass ein solcher Anspruch wohl jeden Menschen überfordert, bedeutet er in der Situation mit Demenz eine nicht zu bewältigende planerische Leistung, eine Erwartungshaltung ans hohe Alter, die den Schmerz über Verluste und Defizite noch vertiefen kann – gerade auch dann, wenn betont wird, dass das Altern mit Demenz «die Chance zum Wachsen und Reifen bereithält»[85]. Methoden der Patientenverfügung und des *advance care planings* stossen an ihre Grenzen, wenn niemand weiss, wie sich im demenziellen Prozess die Einstellung sich selbst gegenüber, Befindlichkeiten und auch spirituelle Bedürfnisse wandeln.

Angesichts dieser Problemlage erhält in der Seelsorgeliteratur die narrative Identität ein grosses Gewicht. Zwar nimmt das biografische Erzählen Aspekte der Vergangenheit, insbesondere aus der frühen Kindheit würdigend in den Blick und streicht somit auch Kontinuitäten der eigenen Lebensgeschichte heraus. Andererseits ist die narrative Identität auf kreative Weise auch Zeuge dafür, dass Identität grundsätzlich dynamisch, veränderbar ist und dass Diskontinuitäten und Brüche zur Neuordnung der Elemente führen können. Der Prozess des Sicherzählens birgt die Hoffnung, dass er auch im Blick auf die Zukunft prinzipiell als unabgeschlossen zu denken ist.[86] Insbesondere Martina Schmidhuber weist darauf hin, wie Narration personale Identität zu verstehen helfe: Der narrative Zugang könne verstanden werden als ein Weg, die Konstanten im Leben eines Menschen ausfindig zu machen, gleichzeitig auch das Leben mit seinen vulnerablen Situationen, Brüchen und Unstimmigkeiten wahrzunehmen. Biografien seien permanent mit unvorhersehbaren Veränderungen verbunden, mit denen Menschen zurechtkommen müssen. Aber genau

---

85 Drechsel, Schweigen, 51.
86 Vgl. Kumlehn, Vom Vergessen erzählen, 209; dies., Lebensqualität imaginieren, 178.

diese Veränderungen, die wir nicht beeinflussen können, bilden ebenfalls einen Teil der personalen Identität.[87]

Identifikationen der «Selbstheit» (Identität in der Gegenwart)

Weit weniger problematisch scheint gemäss vieler Autorinnen und Autoren der Selbstbezug, den Ricœur als «Selbstheit» bezeichnet hat. In der untersuchten Literatur werden Bereiche der Identität genannt, die wie «Inseln des Selbst»[88], jederzeit neu erfahren werden können. Die «Selbstheit» als Identität muss sich nicht mit Selbstbildern aus der Vergangenheit oder der Zukunft abgleichen, sondern kann unter verschiedenen Perspektiven «im Hier und Jetzt»[89] erlebt werden und zum Ausdruck kommen.

Erstens zeigt sich «Selbstheit» im «leiblichen Ich»: Auch wenn biografische und historische Wissensbestände abnehmen, bleibt «durchaus ein Selbstbezug erhalten, aber es ist kein kognitiver, sondern ein leiblicher Selbstbezug, ein Bewusstsein vom eigenen Selbst als leibliche Gewissheit des Hierseins.»[90] Über sinnlich-leibliche Erfahrungen können Menschen mit Demenz das Selbst in seiner Präsenz wahrnehmen. Andrea Fröchtling erzählt beispielsweise von einer Frau, die sich aus Angst, sich zu verlieren, in kreisenden Bewegungen immer wieder über den Oberkörper fährt und diese Bewegung der Seelsorgerin gegenüber so erklärt: «Manchmal wache ich auf und habe so Angst[,] mich zu verlieren, dann muss ich mich anfassen. Man hat ja sonst nichts mehr in der Hand, wissen Sie …»[91] Der Begriff der Selbstbestimmung bleibt auch in demenziellen Spätstadien anwendbar, wenn Seelsorge Raum schafft für kleine Riten, religiöse Symbole oder auch Berührungen, die der einzelne Mensch vor dem Erfahrungsschatz seiner unverwechselbaren Lebensgeschichte und aufgrund von persönlichen Vorlieben auswählt und mitgestaltet. Niemand ist erratisch in sich abgeschlossen, auch wenn er oder sie scheinbar «nur» dasitzt oder -liegt.

So weist eine Reihe von Abhandlungen darauf hin, dass über die leibliche Präsenz und Nähe unversehens auch der geschichtliche Bezug der «Selbigkeit» wieder ins Spiel kommt. Der aktuell erlebende Leib hat eine Geschichte. Spiritualität hat sich in Form von Gebeten, Liedern, Kirchen-

---

[87]   Schmidhuber, Identitätsverslust, 130f.
[88]   In Anlehnung an Kruse, Lebensphase hohes Alter, 336f.
[89]   Maio, Den kranken Menschen verstehen, 62–84.
[90]   A. a. O., 66f.
[91]   Fröchtling, «Und dann …», 321f.

räumen im Lauf des Lebens im Leibgedächtnis verankert. Auch längst vergessene Erinnerungen, die mit einer kognitiven Gedächtnisleistung nicht mehr abrufbar sind, können über sinnliches Erleben und situativ-atmosphärische Zugänge geweckt werden. Erfahrungen der Vergangenheit bleiben einer an Demenz erkrankten Person insofern erhalten, als sie sich «als leibliche Erfahrung eingraviert haben, auch dann, wenn kein bewusster Zugriff mehr möglich ist».[92]

Zweitens kommt die «Selbstheit» gemäss der untersuchten Fachliteratur als «Leben im Bezogensein» in Betracht.[93] Diese Perspektive gründet in einem alttestamentlichen Menschenbild, in dem Gott und Mensch zueinander in Beziehung stehen und in dem gerade nicht Souveränität und Autonomie, sondern die Geschöpflichkeit und das Eingebundensein in Gemeinschaft das menschliche Wirken und Gestalten auszeichnen. Dieses relationale Menschenbild muss «korrigierend» dem rationalen Menschenbild zur Seite gestellt werden.[94] Wenn Menschen mit Demenz Gemeinschaft besonders intensiv erleben, dann nicht nur deshalb, weil sie dadurch das Gefühl der Zugehörigkeit erhalten und sich einem Gegenüber anvertrauen können, sondern weil sie in der Gemeinschaft und durch das Gegenüber auch zu sich selbst gelangen: «Ich werde am Du», lautet der vielzitierte Grundsatz von Martin Buber.[95] Wenn Tom Kitwood unter sozialpsychologischen Gesichtspunkten die Tragweite zwischenmenschlicher Prozesse ins Zentrum der Demenzpflege rückt, so bezieht auch er sich letztlich auf dieses spirituelle Fundament jüdisch-christlicher Tradition: «Und wenn es eine Spiritualität gibt, so ist sie höchstwahrscheinlich von der Art, wie sie Buber beschreibt, wo dem Göttlichen in der Tiefe des In-Beziehung-Tretens von Ich und Du begegnet wird.»[96] Der Mensch steht von der Geburt bis zum Tod in Beziehung und bleibt gerade in seiner geschöpflichen Angewiesenheit auf andere ganz Mensch. Jede Begegnung dient als ein Spiegel, in dem sich das Ich selbst erkennt.[97] So betont auch

[92]   Maio, Den kranken Menschen verstehen, 67; vgl. Swinton, Dementia; zum Leibgedächtnis bei Demenz vgl. z. B. Fuchs, Das Leibgedächtnis in der Demenz.
[93]   Maio, Den kranken Menschen verstehen, 76; vgl. auch insgesamt den Aufsatz Roser, Seelsorgerliche Begleitung.
[94]   Müller, Menschenwürde, 99.
[95]   Buber, Dialogisches Leben, 23.
[96]   Kitwood, Demenz, 125.
[97]   Killick, Becoming, 58f.: Die pflegerische Validationsmethode wird in diesem Zusammenhang ebenfalls als «Spiegel-Technik» vorgestellt; zu solchen «Spiegelerfahrungen» vgl. Abt, Mut zur Seelsorge, 145.

Traugott Roser in Anlehnung an Wolfhart Pannenberg, der Mensch sei als offenes Wesen «immer schon durch die Sozialbeziehung mit sich vermittelt».[98] Erinnerung zu verlieren, sei so gesehen gar nicht möglich, meint auch John Swinton; denn was wir im Gedächtnis haben, sei immer in der Gemeinschaft aufgehoben.[99] Menschen mit Demenz blieben Akteure in der Gemeinschaft von Akteuren, die in Liebe aufeinander bezogen sind. Selbstreflexion bleibe erhalten in taktiler Erfahrung: in der körperlichen und räumlichen Interaktion mit anderen. Swinton spricht von einem *rementing* in relationaler und spiritueller Umgebung.[100]

Die gemeinschaftliche Perspektive ist in der Fachliteratur auf einem theologischen Fundament abgestützt. «Selbstheit» stärkt sich nicht nur in zwischenmenschlichem Aufeinander-Bezogensein, sondern gründet theologisch gesehen in der Gottesbeziehung: Gott vergisst einen Menschen nicht, auch wenn dieser sich selbst vergisst. Diese Aussage, die etwa Ingolf Dalferth in systematisch-theologischer Hinsicht entfaltet,[101] kann als grundlegender Topos der theologischen Auseinandersetzung mit Demenz gelten.

Auch in Bezug auf das göttliche Gegenüber ist dem Menschen nicht nur «Selbstheit» im Augenblick gegeben, sondern ebenso ein Fortbestehen in der Zeit im Sinne der «Selbigkeit». Traugott Roser etwa beantwortet die Frage nach der «Kontinuität von Identität im Krankheitsverlauf» so: «Die Bedeutung des Erinnerns und des Erinnertwerdens der eigenen und gemeinsamen Geschichte, des Zuspruchs und der Anrede des gebrochenen Einzelnen durch Gott und durch Jesus stellt den zentralen Topos eines theologischen Verständnisses der Personwürde Demenzkranker dar. Gott ist der Garant der Identität und Würde des Einzelnen [...].»[102] Die Würde des Menschen wird durch eine Vielzahl theologischer Motive und Lehrstücke begründet: Dazu zählen die Ebenbildlichkeit Gottes,[103] die Perichorese der göttlichen Trinität und Liebe sowie in christologischer Perspektive die Beziehung Jesu Christi zu den Menschen.[104] Identität hängt letzt-

---

[98]   Roser, Seelsorgerliche Begleitung, 122f.
[99]   Swinton, Being in the Moment, 179: «The mind is a communal entity.»
[100]   Swinton, Forgetting, 247, 251 u. a.; zu «Remenz als theologischer Ressource» vgl. Abt, Mut zur Seelsorge, 140f.
[101]   Vgl. Dalferth, Glaube als Gedächtnisstiftung, 82.
[102]   Roser, Erinnern und Vergessen, 5.
[103]   Vgl. z. B. MacKinlay, Walking, 49: «to be listened to and affirmed as a person of worth, simply as being made in the image of God».
[104]   Swinton, Forgetting, 252f.

lich auch am Gedanken der *sola gratia*[105] und an der eschatologischen Hoffnung, dass jede erloschene Biografie «bei der Auferstehung zur vollen Identität»[106] komme. Mit Ralph Kunz fasse ich zusammen: «Die Unterscheidung der kognitiven und leiblichen Erinnerung [...] hilft, das Verbindungsstück zwischen dem kommunikativen und kollektiven Gedächtnis des Glaubens zu erkennen. Erst im gemeinsamen Vollzug öffnen sich die Deutungshorizonte, die Krankheit neu sehen und ein Glück entdecken lassen, wo man es nicht erwartet.»[107]

Der unerwartete Identitätsgewinn steht drittens, als leibliche und gemeinschaftliche Erfahrung, im Zeichen des Augenblicks, des *kairos*.[108] Diesen gilt es, in seiner spirituellen Bedeutung und Tiefe, als quasi sakramental zu verstehen. Traugott Roser schreibt: «Personale Identität ist zu keiner Zeit des Lebens als ganze gegeben, sondern immer nur fragmentarisch vorhanden. Das Fragment ermöglicht jedoch dem aufmerksamen Beobachter eine Ahnung des Ganzen.»[109] Ich würde noch weiter gehen: Auch wenn sich keine «Ahnung des Ganzen» einstellt, ist personale Identität vorhanden, denn wer weiss schon, was in Diskontinuitäten und Brüchen verborgen liegt? «Als Schöpfer will Gott uns zeitlich, aber nicht zeitverhaftet – und damit befreit von dem Zwang, stets rückwärts oder nach vorn zu schauen. In diesem Sinne betont die biblische Sicht die Freiheit jedes Menschen gegenüber seiner Vergangenheit und seiner Zukunft und stärkt den Bezug zum einzig aktiv gestaltbaren Raum des Lebens: dem Jetzt.»[110]

Und auch hier gilt: Aus dem Augenblick heraus gelingt es der «Selbstheit», ein Stück «Selbigkeit» zeitüberdauernd zurückzugewinnen. Verschiedene Autorinnen und Autoren beschreiben, wie Angehörige und andere Begleitpersonen Betroffene darin unterstützen, spirituelle Bedürfnisse und religiöse Praktiken schriftlich festzuhalten und so in eine ungewisse Zukunft hinein aufzubewahren: «Der Pfarrer, der sich erinnert, wie gern Grace gesungen hat, kann ihr diese Erinnerung zurückgeben, als Grace selbst

---

[105]   Vgl. Kubik, Selbstbestimmung.
[106]   Keetmann/Bejick, Verwirrte alte Menschen, 131.
[107]   Kunz, Demenz als Metapher, 452.
[108]   Vgl. Werren, Demenz; Pfaff, Gegenwärtigkeit; Swinton, Being in the Moment, besonders 182f.; vgl. auch Zentrum für Gerontologie (Hg.), Leitfaden, 18: «Die Suche nach Sinn weist immer mehr nonverbale, leibliche und auf das gegenwärtige Erleben bezogene Komponenten auf.»
[109]   Roser, Seelsorgerliche Begleitung, 125.
[110]   Hille/Koehler, Seelsorge und Predigt, 71.

keinen aktiven Zugriff auf ihre Erinnerung hat.»[111] Oder eine Frau, die in vielen Seelsorgegesprächen ihr Warten zum Ausdruck bringt, von Gott «heimgeholt» zu werden, strahlt, als sie kurz vor ihrem Tod von der Seelsorgerin besucht wird und die Hoffnung erneuern kann, bald zu Gott «nach Hause» zu gehen. Eine solche Situation kommt nur dank der Aufzeichnung früherer Gespräche zustande. Die Seelsorgerin schreibt rückblickend: «Because our dialogue about her religious faith had begun in the early stages of her disease and I knew her beliefs, I was able to respond to her in the language that was meaningful to her at the end of her life.»[112]

Vermutlich steht eine ähnliche Idee im Hintergrund, wenn Robert Lawrence und Julia Head Menschen mit Demenz empfehlen, in einem frühen Krankheitsstadium eine sogenannte «Zeitkapsel» zusammenzustellen, die Informationen zum kulturellen Hintergrund, zur Lebenserfahrung, zu Einstellungen bezüglich Leben und Tod und zu Wertvorstellungen und zum religiösen Hintergrund proaktiv und präventiv gegen das endgültige Vergessen festhält.[113] Eine solche lebensgeschichtliche Aufzeichnung, die methodisch und inhaltlich mit den im Kapitel III vorgestellten Generativitätsdokumenten verwandt ist, kann im weiteren Krankheitsverlauf hilfreiche Anhaltspunkte für die personzentrierte Begleitung und Pflege bieten. Sie umfasst auch explizite oder implizite Hinweise spiritueller Selbstsorge, die in der Natur, in der Gemeinschaft mit anderen Menschen oder bei Gott verankert sind und in den Resonanzen vertrauter Texte und Lieder, in vielfältigen Ritualen und Symbolen auch noch im schweigenden Dasein nachklingen können. Ob solche narrativ erkundeten Elemente gültig und tragend bleiben, ist nicht garantiert, wie es ganz grundsätzlich zur Identität eines Menschen gehört, dass sie auch veränderbar ist und sich überraschend wandeln kann.

So sehr Ricœurs Modell im Allgemeinen einleuchtet, macht es vielleicht gerade in seiner Anwendung auf Situationen mit Demenz auch auf seine Grenzen aufmerksam. Im Schnittbereich von «Selbigkeit» und «Selbstheit» stellt sich die Frage, ob Identität unbedingt so reflexiv verstanden werden muss, wie sie von Ricœur eingeführt wird. Ich denke an Momente, in denen man ganz im Tun oder Wahrnehmen (z. B. Musik

---

[111] Roser, Erinnern und Vergessen, 4.
[112] Snyder, Satisfactions and challenges, 306.
[113] Lawrence/Head, A time capsule; vgl. Müller-Hergl, Menschen mit Demenz, 26.

machen oder hören) aufgeht. Es könnte sein, dass hier, im Spannungsfeld von Identität als Lebensgeschichte und Identität als immer wieder neu reflektierter Vergleich und Abgleich mit der Situation, eine weitere Form der Identität(serfahrung) aufgeht, die in ihrer Durchlässigkeit und Selbsttranszendenz die Ausdrucksformen von Menschen mit Demenz mit spiritueller Selbstsorge durchwirkt. Ricœur selbst denkt an diesem Punkt unter dem Stichwort der «narrativen Identität» weiter, auf die ich am Ende von Kapitel II kurz eingehen werde.

Fürsorgebeitrag der Umsorgten?

Wie Foucaults Ausführungen zum Selbstsorgebegriff deutlich gemacht haben, war die Sorge um sich bereits nach Auffassung der antiken Philosophie eng mit einem aktiven Beitrag zur Gemeinschaft, mit politischem oder pädagogischem Engagement verbunden. Auch im Blick auf die seelsorgliche Fachliteratur stellt sich daher die Frage, inwiefern bei der Thematisierung der Selbstsorge von Menschen mit Demenz eine ethische Ausrichtung ins Spiel kommt. Dass das soziale Umfeld als entscheidende Grösse gewichtet wird, damit Menschen mit Demenz auch Vertrauen in die Selbstsorge fassen, haben die bisherigen Beobachtungen deutlich aufgezeigt. Prüfstein der Selbstsorge-Thematik ist aber der Aspekt der Generativität, das heisst das Bedürfnis, etwas von sich weiterzugeben und die Gemeinschaft insbesondere auch mit jüngeren Generationen vor dem Hintergrund eines langen Lebens mit persönlichen Wert- und Glaubensvorstellungen mitzugestalten.[114] Inwiefern kümmern sich Betroffene nicht nur um sich selbst, sondern tragen auch zum Wohl für andere, für Enkelkinder, das sorgende Umfeld, eine Gemeinschaft bei? Es scheint, dass im fürsorglichen Rahmen von Spiritual Care diese generativen Aspekte nur selten Beachtung finden.

Selbstsorge-Desiderat

Im Durchgang durch die seelsorgliche Fachliteratur ist nicht zu übersehen, dass die Gemeinschaft im Leben von Menschen mit Demenz eine wichtige Rolle spielt. Klar kommt zum Ausdruck, dass Momente der Verbun-

---

[114]   Kruse, Lebensphase hohes Alter, 333ff.

denheit bis zuletzt möglich bleiben. Vielleicht, so wird gelegentlich ver-
mutet, wird die Kraft des Miteinanders sogar noch intensiver gelebt und
erfahren, als es in einem Leben ohne Demenz oftmals der Fall ist. Ziel der
verschiedenen Ansätze ist es jedenfalls immer wieder, ein relationales, auf
Beziehung und Zugehörigkeit ausgerichtetes Menschenbild gegen die Do-
minanz von Vernunft und Autonomie zu verteidigen. Ebenso deutlich
herrscht der Fokus der Fürsorge vor. Zu weiten Teilen beziehen sich die
Texte nicht einmal auf die Demenzpatientinnen und -patienten selbst,
sondern nehmen Angehörige und andere Begleitpersonen in den Blick. Im
Hintergrund steht die Idee, dass eine Stärkung der Vertrauenspersonen
auch den Betroffenen zugute komme. Kirchliche Seelsorge erhalte insbesondere im interprofessionellen Kontext von Spiritual Care die systemre-
levante Aufgabe, «die sozialen Konstitutionsbedingungen zu stärken»:
«durch Gespräche, ethische Beratung und geistliche Begleitung der Vertrauenspersonen in ihrem Bemühen, dem autobiografischen Selbst des Patienten Ausdruck zu geben.»[115] So nimmt auch Lukas Stuck in seinen breit
gefächerten Ausführungen zur Seelsorge für Menschen mit Demenz zwar
das Stichwort der Selbstsorge von Menschen mit Demenz aus der kulturwissenschaftlichen Diskussion auf, übersetzt es dann aber als «spirituell-
mystagogische Dimension», mit der Seelsorgende «mitfühlend den Menschen mit Demenz und seine Angehörigen» unterstützen.[116]

Unter dem Blickwinkel der Sorge *für* Menschen mit Demenz fordern
aber einzelne Autorinnen und Autoren vor allem im Bereich der empiri-
schen Spiritual-Care-Forschung doch auch eine grössere Aufmerksamkeit
für die Selbst- und Fürsorge *von* Menschen mit Demenz. Begleitpersonen
sollen ihnen nicht nur mit Wertschätzung und Achtung begegnen, sondern
auch versuchen, die Welt aus ihrer Perspektive wahrzunehmen. Insbesondere in der englischsprachigen Forschungsliteratur wird darauf hingewiesen, dass die fürsorgliche Haltung spirituellen Bedürfnissen gegenüber
zu kurz greife und wenig bewirke, wenn nicht Menschen mit Demenz selbst
als Akteure wahrgenommen werden, die eben nicht in jeder Hinsicht
hilfsbedürftig sind, sondern auch selbst Stärke und Trost aus ihrem Glauben
schöpfen: «Although much of the literature speaks sensitively to the
perceived spiritual needs of persons with dementia, there is a relative
absence of commentary from the individuals to whom these services are

---

[115] Roser, Seelsorgerliche Begleitung, 125; vgl. auch Kotulek, Seelsorge für Angehörige.
[116] Stuck, Seelsorge, 78.

directed. Rarely do we hear the direct testimonies of those diagnosed or learn of their experiences or needs.»[117]

In diesem Zusammenhang gibt eine Studie zu denken, die die Lebensqualität von Menschen mit Demenz im Verhältnis zum Ausmass der empfangenen spirituellen Begleitung untersucht. Die Autorin kommt zum Schluss, dass Lebensqualität mit einer beginnenden Demenz massgeblich davon abhängt, wie sehr sich Betroffene auf ihren persönlichen Glauben und auf ihre spirituellen Praktiken abstützen können. Hingegen hat die Unterstützung durch die religiöse Gemeinschaft keinen Einfluss auf die erreichte Lebensqualität.[118]

Geschenk für die Fürsorgenden

Der Perspektivenwechsel, dass fürsorgebedürftige Menschen selbst einen Beitrag zur Gemeinschaft leisten, ist im Rahmen von Palliative Care bereits ansatzweise vollzogen: Kranke und Sterbende seien nicht nur da, um gepflegt und umsorgt zu werden, sondern beteiligen sich aktiv am Beziehungsgeschehen und geben denen, die sich um sie kümmern, Wertvolles mit auf den Weg.[119] Im Umfeld von Menschen mit Demenz hat dieses Umdenken noch kaum stattgefunden. Selten ist in der Literatur davon die Rede, dass Menschen mit Demenz Verantwortung übernehmen und etwas von sich an die Gemeinschaft weitergeben können. Elizabeth MacKinlay erkennt zwar, dass Demenz – «from a faith perspective» – die Gemeinschaft zu vertiefen vermöge.[120] Susan McFadden betont, dass Betroffene uns viel zu sagen, ja zu lehren hätten («They have much to teach us!»).[121] Malcolm Goldsmith versteht Spiritual Care als ein Geschehen, das sowohl Seelsorgende und Begleitende als auch die Care-Empfänger verändert und in einem heilsamen Prozess miteinander verbindet.[122] Im geschützten Rahmen von Spiritual Care müsse ihnen Gestaltungraum gegeben werden, da die Erfahrungen mit Demenz uns alle auf etwas hinweisen, was in der vernunftlastigen, leistungsorientierten Gesellschaft verschüttet liegt: auf die leibliche Präsenz, die Tragweite der Gemeinschaft und das Geheimnis des

---

[117]   Snyder, Satisfactions and challenges, 300.
[118]   Katsuno, Personal spirituality, 331.
[119]   Balboni/Balboni, Hostility to Hospitality, 144f.
[120]   MacKinlay, Walking, 50.
[121]   McFadden, Gathering and Growing Gifts, 101.
[122]   Goldsmith, ‹They Maintained the Fabric of this World›, 173.

Augenblicks. Und darüber hinaus? Wie sieht der Beitrag aus, der nicht der Krankheit zu «verdanken» ist, sondern den Menschen selbst?

Für Giovanni Maio folgt aus dem Leben im Bezogensein, dass Menschen mit Demenz Gemeinschaft mitgestalten können. Sie tun dies, indem sie eine besondere «Fähigkeit zu emotionaler Wärme» entwickeln.[123] Maio beschreibt sie auch als «Fähigkeit zur Resonanz». Allerdings ist es gemäss Maio nicht die Demenzpatientin oder der Demenzpatient selbst, die oder der die Initiative ergreift, sondern die kreative Begleitperson, die durch «Neugierde im Kranken Saiten des Lebendigen zum Schwingen bringt, an die keiner mehr geglaubt hat.»[124] Diese Offenheit für den Beitrag der Betroffenen wirke auch deren schamvoller Angst entgegen, andere zu enttäuschen. Solche «Scham entsteht nicht durch ein Nichtkönnen – Scham entsteht durch die Internalisierung einer sozialen Erwartung».[125] Insofern stehen Verhaltensweisen und Handlungen, die Menschen anderen gegenüber zeigen – oder meinen, zeigen zu müssen –, und die Scham, entsprechende Erwartungen nicht erfüllen zu können, in einem komplementären Verhältnis zueinander und bilden die beiden Pole, zwischen denen die ethische Dimension von Selbstsorge eingespannt ist.

Auf die Frage, welchen Beitrag denn Menschen mit Demenz im Detail leisten, geht Maio nur am Rande ein. Ähnlich wie die Autorinnen aus der englischsprachigen Fachliteratur konstatiert zwar auch er, dass der an Demenz erkrankte Mensch ein «lebendiger Mensch» sei, «der uns viel zu geben hat», geht dann aber nicht konkreter auf diese Gaben ein, sondern sieht den Beitrag von Demenzbetroffenen darin, «unsere Sicht auf das Menschsein zu relativieren und uns daran zu erinnern, dass wir nicht erst über unseren Intellekt und die kognitive Zusammenschau unserer Lebensgeschichte zu Menschen werden»; er verlässt die Ebene der individuellen Mitwirkung wieder, wenn er die Chance hervorhebt, «die Sorge um den schutzbedürftigen Menschen als zentrale Kulturleistung einer Gesellschaft neu zu entdecken».[126]

Konkreter geht Brigitta Schröder in ihren Büchern auf den Alltag von Menschen mit Demenz ein, indem sie erzählt, wie Betroffene individuell

---

[123]   Maio, Den kranken Menschen verstehen, 78.
[124]   A. a. O., 81.
[125]   A. a. O., 73.
[126]   A. a. O., 82f. Eine generalisierende Tendenz zeigt sich auch darin, dass Menschen mit Demenz in der dritten Person mit «sie» benannt, alle anderen aber in das Kollektiv der ersten Person Plural («wir») mit einschlossen werden, das ein «sie» ausschliesst.

und aus dem Augenblick heraus erfrischend die Beziehung – sei es mit Angehörigen, Seelsorgenden oder Pflegenden – mitgestalten. Ihr Hauptwerk trägt den bezeichnenden Titel «Blickrichtungswechsel»[127] und enthält die Botschaft, nie müde zu werden, festgefahrene Perspektiven auf die Demenzthematik aufzubrechen und zu revidieren. Mit unzähligen Beispielen aus dem Alltag, Gedichten und Kurzgeschichten bietet sie – beinahe im Stil der antiken *hypomnémata* – eine Textsammlung, die dazu anregt, auch lesenderweise immer wieder die Blickrichtung zu wechseln und sich so auf Begegnungen mit Menschen mit Demenz vorzubereiten. Vor einem spirituellen Hintergrund plädiert die Autorin, mit und von Menschen mit Demenz zu lernen, mutig auch neue Formen der Begleitung zu wählen und sinnliche Erfahrungen zu fördern. Dazu gehört auch das Anliegen, gegenseitige Dankbarkeit einzuüben und Menschen mit Demenz gerade in grundlegenden existenziellen Fragen Selbstsorge zuzutrauen. Das folgende Zitat drückt prägnant und mit einer tiefsinnigen Paradoxie aus, dass man offen bleiben kann, immer wieder umzudenken, und zwar im Wissen, dass dieses Denken immer noch nicht alles ist: «Wenn ich einmal dement werde, denke daran, dass ich nicht alles verstehe, doch mehr, als du manchmal denkst.»[128]

Von einem eher beschreibenden, analytischen Interesse lassen sich schliesslich diejenigen Ansätze leiten, die sich den autobiografischen Erzählungen von Menschen mit Demenz selbst widmen und untersuchen, welche «Blickrichtungswechsel» diese erleben und wie sie dabei auch ihre Spiritualität vertiefen.[129] Anhand von Selbstzeugnissen kommt zur Geltung, wie der selbstsorgende Umgang mit Demenz immer mit Deutungen und Menschenbildern zu tun hat, die Betroffene selbst das eigentümliche Wechselspiel menschlicher Aktivität und Passivität reflektieren, darüber schreiben und so, in einem generativen Akt, diese Erfahrungen an Leserinnen und Leser weitergeben.

---

[127]   Schröder, Blickrichtungswechsel, besonders 42ff.
[128]   A. a. O., 82.
[129]   Vgl. z. B. Pilgram-Frühauf, Sterbende Erinnerungen.

Deutungen existenzieller Ambivalenz

Die Ambivalenz zwischen aktiven und passiven Lebensvollzügen ist auch
der Spiritualität *in nuce* eingeschrieben. So weist Carmen Birkholz in ihrem
Buch *Spiritual Care bei Demenz* darauf hin, dass spirituelle Erfahrungen «in
allen Lebensbereichen gemacht werden» können. Ob jedoch jemand ein
Gebet, ein Kunstwerk, ein Ritual «als spirituelle oder religiöse Erfahrung
erlebt, hängt davon ab, ob sich jemand davon berührt fühlt.»[130] Spirituelle
Praktiken werden «gemacht», ob sie aber die persönliche Spiritualität wirklich nähren und vertiefen, sei ein Stück weit unverfügbar. Spiritualität sei
die Antwort auf das, was einen im Tiefsten bewege, was auf Gnade ver-
weise und nicht Leistungsdruck erzeuge, schreibt auch Albert Jewell.[131]
Spirituelle Praktiken gehen einher mit der passiven Widerfahrnis des Be-
rührtwerdens.

Damit stellt sich die Frage, wie praktisch-theologische Konzepte mit
dem Dilemma umgehen, dass insbesondere spirituelle Erfahrungen immer
auch ein Moment enthalten, das nicht von der aktiv geleisteten Selbstsorge
abhängig gemacht werden kann. Wie sehen die untersuchten Ansätze das
Verhältnis von Aktivität und Passivität im Bereich der Demenz austariert?

Mensch als Fragment: Ruine und/oder Baustelle?

In der Fachliteratur zur Demenzthematik wird unter den heute aktuellen
Konzepten der subjektorientierte Ansatz von Henning Luther am intensivs-
ten rezipiert. Auch wenn Luther nicht direkt Menschen mit Demenz im
Blick hat, setzt er sich zentral mit Grenzsituationen und Verlusten auseinander, «die zu einer grundsätzlichen Revision unserer eingespielten
Selbstverständlichkeiten führt».[132] Der Seelsorge spricht er einen wichtigen
Part im interprofessionellen Diskurs zu: Wer, wenn nicht sie, stellt kritische
Rückfragen und steht dafür ein, dass Spiritualität immer auch etwas mit dem
zu tun hat, was uns widerfährt und was wir nicht im Griff haben, und schon
gar nicht selbstbestimmt? Sie macht auf ein Menschenbild aufmerksam, das
nicht einseitig an Gesundheit und Leistung orientiert ist, sondern auch
Verletzlichkeit, Fragilität und Fragmentarität mit einbezieht. Dazu gehört

---

[130]   Birkholz, Spiritual Care bei Demenz, 26.
[131]   Jewell, Introduction, 16, 22 u. a.
[132]   Luther, Religion und Alltag, 233.

auch das Bewusstsein, dass kein Mensch sein Leben vollständig überblicken und «ganz machen» kann. Für den demenzbezogenen Fachdiskurs erachte ich diesen Zugang gerade deswegen als weiterführend, weil er sowohl über Menschen mit als auch über Menschen ohne Demenz nachdenken lässt und damit das fundamental Gemeinsame betont.

Unter zwei Gesichtspunkten betrachtet Luther das Leben als Fragment: «Da sind zum einen Fragmente als Überreste eines zerstörten, aber ehemals Ganzen, [...] die Ruine, also die Fragmente aus Vergangenheit. Zum anderen sind da die unvollendet gebliebenen Werke, die ihre endgültige Gestaltungsform nicht – noch nicht – gefunden haben, also die Fragmente aus Zukunft.»[133] Das Bild des Fragments bezieht sich somit auf die Erfahrung des Verlierens, Loslassens und Abschiednehmens, gleichzeitig aber auch auf Hoffnung und Weiterentwicklung. Gerade das Bruchstückhafte kann auch auf Vorstellungen hinweisen, die über die Begrenztheit der aktuellen Situation hinausführen. Hier kann Seelsorge ermutigen, sich nicht an unrealistischen Zielen festzuklammern, sondern Wege zu suchen, das menschlich Mögliche neu zu gestalten. Und insofern ist beides auch nicht immer klar auseinander zu halten: Ruinen können zu Baustellen werden und umgekehrt.

An das Deutungsmuster der Ruine gemahnen in der Forschungsliteratur diejenigen Ansätze, die bei einer fortgeschrittenen Demenz nicht mehr von Aktivitäten ausgehen und vor allem die Empfänglichkeit für christliche Gesten, Rituale und Wörter betonen, die bis ins letzte Demenzstadium vorhanden sei. Der Strom des gegenwärtigen Erlebens sei «erleidend, passivisch»: «Dem Menschen mit Demenz stösst Gegenwärtigkeit zu.» Er sei «gegenwärtig auf Beistand und Hilfe angewiesen.»[134] Auch wenn das Gewicht nicht immer so einseitig auf der Passivität liegt, wird doch zumeist betont, dass Menschsein nicht nur aus aktivem Handeln und Leisten besteht, sondern dass das Selbst immer schon in der Gemeinschaft mit anderen Menschen und mit Gott aufgehoben ist. Im Rückgriff auf Luthers Fragmentbegriff schreiben Antje Koehler und Gerhard Hille: «Es kommt immer wieder darauf an, der Gewissheit Raum zu geben, dass der Menschen [sic!] mit einer Demenz Halt und Grund nicht in seinen biografischen Leistungen, sondern im Heilshandeln Gottes an den

---

[133]   A. a. O., 167.
[134]   Pfaff, Gegenwärtigkeit, 171f.

Menschen erfahren kann.»[135] Und so steht für die Autorin und den Autor der Fragmentbegriff im Glaubenshorizont, in dem sowohl Vergangenheit als auch Zukunft in Gott geborgen liegen. Auch wenn der Mensch seine eigene Herkunft vergisst, bleibt er eingebettet in die Geschichte Gottes mit den Menschen, vergegenwärtigt in der Erinnerungsgemeinschaft der Gläubigen. Dieser Grundgedanke dringt auch in der Bemerkung von Urte Bejick durch, dass das, «was wir ‹Identität› nennen oder gar in der Chiffre der ‹Selbstbestimmung› als Wesen des Menschen verklären, nicht im Menschen, sondern jenseits seiner im Verborgenen» liege.[136] Das Alter wird wahrgenommen als radikale Infragestellung des Mythos von Entwicklung und Wachstum.[137]

Demgegenüber deuten andere, vor allem englischsprachige Ansätze das Fragmentarische eher mit dem Bild der Baustelle und des mit Selbstsorge verbundenen spirituellen Wachstums («*spiritual growth*»). Dies als Ausgangslage zu nehmen und im Sinne eines holistischen Gesundheitsideals auch die Spiritualität zu fördern, könne zu einem verbesserten Selbstkonzept führen, schlussfolgert Donna Callaghan.[138] Im Hintergrund ihrer Studie steht das Pflegemodell von Dorothea E. Orem, in dem es darum geht, die Eigenständigkeit der Selbstpflege zu fördern. Der zentrale Gedanke liegt darin, dass die Menschen ihre Gesundheit und ihr Wohlbefinden dadurch verbessern können, dass sie für sich selbst Sorge tragen, eben ihr «Selbst» pflegen. Aber auch das Schlagwort der Selbstbestimmung rückt unter dieser potenzialorientierten Perspektive in die Nähe des Selbstsorgebegriffs. Die Förderung der Selbstbestimmung, so betont Traugott Roser, gelte als interprofessionell vereinbartes Handlungsziel, das auch von der Seelsorge zu berücksichtigen sei, «um den Besuchten und Betreuten den Status von Akteuren in der Kommunikationssituation zu erhalten. [...] Die beteiligten Personen gestalten den Rahmen, in dem er oder sie dann den Möglichkeiten gemäss sein oder ihr Leben führt.»[139]

Beide Deutungen des Fragments, sowohl die an der Passivität orientierte als auch die auf Aktivität ausgerichtete, verbinden sich für Bruce A. Stevens unter einem narrativen Blickwinkel. Er findet sie in Geschichten, die auf die Brüchigkeit der Lebenswirklichkeit, auf körperliche Verletz-

---

[135] Hille/Koehler, Seelsorge und Predigt, 121f.
[136] Bejick, Seelsorge, 121.
[137] Drechsel, Schweigen, 50f.
[138] Callaghan, The influence of growth, 50.
[139] Roser, Seelsorge, 303.

lichkeit und Chaoserfahrungen eingehen.[140] Auf solche Geschichten gebe
es keine fertigen Antworten.[141] Aber hätten Menschen im Alter ausreichend die Möglichkeit, diese Geschichten zu erzählen und ins Selbstbild
zu integrieren, so sei es auch möglich, dass sie sich zu neuen, hoffnungsvollen Geschichten verwandeln. Dabei unterscheidet Stevens Prozesse des
«letting go», die eher dem Bild der Ruine entsprechen, von Prozessen der
«self-completion», die auf Wachsen und Werden aus sind.[142]

Seelsorge als Ambivalenzbewältigung?

Seelsorge wird in der Literatur als ein offenes Geschehen wahrgenommen,
das auf ein solch lernendes Verstehen hin ausgerichtet ist und Wachstums-
prozesse in Gang bringt. «Seelsorge bewegt sich zwischen Fragment und
antizipierter Fülle und im Spannungsfeld von ‹schon› und ‹noch nicht›. Als
christliche Seelsorge, die die Zukunft offenhält, beginnt und endet sie nach
[…] 1 Joh [3,2]: ‹Es ist noch nicht erschienen, was wir sein werden.›»[143]
Wie Andreas Kruse in seinem Plädoyer einer «neuen Seelsorge» für die
alternde Gesellschaft bekräftigt, scheint diese ambivalente Ausgangslage
geradezu ein Schlüsselmoment für die Selbstsorge im Alter zu sein: Auch
angesichts von Grenzsituationen und trotz aller Passivitätserfahrungen
würden sich doch viele ältere Menschen (aktiv) mit der Frage nach den
Grundlagen ihrer Existenz sowie nach der Bedeutung der Transzendenz
für ihr Leben beschäftigen. Damit zeigt sich auch für Kruse eine eigentümliche Ambivalenzstruktur: «Aufgrund ihrer Endgültigkeit lassen sich
Grenzsituationen selbst nicht verändern; vielmehr erfordern sie die Veränderung des Menschen, und zwar im Sinne weiterer Differenzierung seines Erlebens, seiner Erkenntnisse und seines Handelns, durch die er auch
zu einer neuen Einstellung zu sich selbst und seiner Existenz gelangt.»[144]

Diese Ambivalenzstruktur wird von Andreas Kubik noch zugespitzt,
wenn er schreibt: «Selbstbestimmung als Ausdruck der Aktivität des Menschen wird genau in dem Masse überschätzt, als ihre grundsätzliche Rück-
bezogenheit auf die grundlegende Passivität des Menschen vernachlässigt
wird. […] Die ‹Akzeptanz von Abhängigkeit› neu einzuüben, ist vermut-

---

[140] Stevens, The Storied Self, 83–103.
[141] A. a. O., 99.
[142] A. a. O., 137.
[143] Fröchtling, «Und dann …», 476.
[144] Kruse, Neue Seelsorge, 44.

lich wirklich eine der zentralen Aufgaben, die das Alter mit sich bringt.»[145] Wie eine aktivistische Auffassung von Selbstbestimmung im Alter und insbesondere in Situationen mit Demenz auch überfordern kann, wäre hier auch das Loslassen falsch verstanden, wenn es dazu aufforderte, zu verzichten und aufzugeben. Vielmehr fördert Kubik ähnlich wie Kruse ein Verständnis von Selbstbestimmung, das dazu führt, immer relativ zu den eigenen Fähigkeiten und zu den Umständen auf das Leben im Augenblick einzugehen. Ohne explizit von Selbstsorge zu sprechen, stellt er sie als Gestaltungmittel ins Zentrum, das den kreativen Umgang mit der Spannung zwischen Passivität und Aktivität begünstigt. In diesem Sinn verliert Selbstbestimmung ihre normativen Ansprüche und wird stattdessen zu einer hermeneutischen Kategorie. Versteht man sie im Zeichen der Selbstsorge, kommt sie bei Betroffenen und Begleitpersonen als Kraft und Mut zum Ausdruck, dem Unveränderlichen zukunftsorientiert zu begegnen.

Theologisch vertieft wird diese Fährte von Ralph Kunz. Er hinterfragt das Postulat einer «Kontingenzbewältigung» im Zusammenhang von Religion und Spiritualität, das dazu verhelfen möchte, die Verletzlichkeit, die eine Demenz mit sich bringt, zu meistern und zu überwinden. Im Rückgriff auf die alttestamentliche Geschichte von Hiob lehnt er ab, dass man wie Hiobs Freunde versucht, einen frommen Grund in der Krankheit zu suchen oder ein religiöses Therapieprogramm aufzustellen. Stattdessen sei es die Aufgabe des Umfelds, dafür zu sorgen, dass Betroffene Mensch sein dürfen. Und das heisst in unserem Zusammenhang auch: Sie können auch als vulnerable Menschen Selbstsorge leben. Religion ist dann weder eine Methode noch ein Therapieziel, um Verletzlichkeit zum Verschwinden zu bringen; sie bildet aber einen Bezugsrahmen, in dem es möglich ist, «der Kontingenz zu begegnen und daraus Kraft zu gewinnen, sich nicht vom Leid überwältigen zu lassen».[146]

Auch Lukas Stuck legt vor dem biblischen Hintergrund dar, dass es nicht etwa darum geht, ein einheitliches theologisches Demenzparadigma zu etablieren. Die Seelsorge habe wie jede andere Profession auch keinerlei Deutungshoheit über die Krankheit, aber sie könne im Gespräch mit Medizin und Pflege an Menschenbildern arbeiten und Perspektiven einüben, «die zu einem genaueren und vollständigeren Bild von Demenz führen»

---

[145]   Kubik, Selbstbestimmung, 192.
[146]   Kunz, Schicksal, 161.

und «neue Optionen für Theorie und Praxis» aufzeigen.[147] Im Rückgriff
auf Interventionsmethoden in systemischer Therapie, Beratung und Seelsorge nennt er seinen praktisch-theologischen Zugang ein Reframing, das
im Rahmen einer interdisziplinären Herangehensweise, aber auch im Sinn-
horizont einer spezifisch biblischen Hermeneutik «eine Umdeutung von
Demenzbildern anstrebt».[148]

Ambivalenzausdruck der Klage und des Humors

Angesichts des existenziellen und altersspezifischen Ambivalenzerlebens
finden sich in der Literatur auch Hinweise, wie dieses zum Ausdruck kommen kann.

Zum einen wird auf die Bedeutung der Klage hingewiesen. Wenn alle
Selbstsorgepraktiken an Grenzen stossen, kann Spiritualität noch in einem
ganz anderen Sinn zur tragenden Ressource werden: Dann nämlich, wenn
Entwicklungs- und Motivationsmöglichkeiten erschöpft scheinen, unterstützt sie leidende Menschen zumindest im Bedürfnis, Verlustschmerz
und Zukunftsängste zu äussern.[149] Zwischen Verzweiflung und Durchhal-
tewillen, können Menschen mit Demenz klagend etwas in Bewegung setzen – und sei es, dass sie sich vorgeformter Texte bedienen. Traditionelle
religiöse Texte wie etwa die alttestamentlichen Klagepsalmen oder die
neutestamentlichen Passionsgeschichten enthalten selbst offene Fragen,
Brüche und Ambivalenzen – und werden gerade dadurch wirksam. Sie
entlasten und verleihen Sprache, wenn die eigene Sprache verstummt. Lisa
Snyder beschreibt es aufgrund eines Interviews mit einem Demenzbetroffenen so: «Es wäre unaufrichtig, immer nur optimistisch zu sein. Es
muss auch Raum geben, wo man trauern und die Verluste beklagen kann,
die das Selbstgefühl prägen. Das Schweigen, das auf Bills Äusserung
folgte, umgab uns wie ein trauriger, aber heiliger Raum – ein Bereich, in
dem die kraftspendende Beziehung den Verlust auffing und ihn wie ein
Kissen aus menschlicher Nähe und Vertrauen dämpfte.»[150] Als Gattung,
die der Ambivalenz menschlicher Aktivität und Passivität entspringt, kann
auch die Klage eine Form der Selbstsorge und des Persönlichkeitsgewinns
werden. Klagend verschliesst sich die Person nicht in sich selbst, sondern

---

[147] Stuck, Seelsorge, 66.
[148] A. a. O., 68 u. a.
[149] Vgl. Koenig, Aging and God, 289 («A Need to Express Anger and Doubt»).
[150] Snyder, Wie Alzheimer sich anfühlt, 77.

wird kreativ, öffnet sich einem menschlichen oder göttlichen Gegenüber und wird bewusst oder unbewusst von der Sehnsucht nach Geborgenheit geleitet. Sie hegt die Hoffnung, gehört zu werden, und unterscheidet sich dadurch vom Jammerton der Verzweiflung. «Durch die Klage wird Leid nicht erklärt, sondern vor Gott gebracht. [...] Beim Jammern kreist jemand um sein Leiden und bleibt dabei stehen. In der Klage hingegen findet eine Entwicklung statt: Ein Mensch spricht aus, was sein Leben schwer macht, und wendet sich damit an Gott.»[151]

Auch gemäss der umfangreichen Studie von Andrea Fröchtling bildet das Gebet, insbesondere auch in seinen klagenden und anklagenden Formen, den Kern von Selbstsorge. Der leidende Mensch verwandelt stummes Leid in Sprache, die sich mitteilt, öffnet einen Raum, in dem etwas Neues entstehen kann.[152] Andrea Fröchtling nennt aber noch eine andere Art des Ambivalenzausdrucks:[153] Ähnlich wie die Klage bietet auch der Humor Möglichkeiten sich neu und überraschend anbahnender Selbstsorge. Das befreiende Lachen, «das nie zum mitleidigen Belächeln und Auslachen führen darf, ist in schwierigen Situationen die beste Medizin und verändert die Atmosphäre positiv», schreibt auch Brigitta Schröder.[154] Es könne überleiten zu einem befreiten Umgang mit den eigenen Grenzen. Überraschend blitzen neue Sinnbezüge, neue Spielräume auf, die über Leidvolles und Widersprüchliches hinausweisen, ohne jedoch die Schwierigkeiten zu verschweigen. Denn beides gehört zum Humor, den der deutsche Philosoph Odo Marquard als eine besondere Gabe des Alters versteht: dass man sich «auf das Wirkliche in seiner Konkretheit, Besonderheit, Tatsächlichkeit, seiner Alltäglichkeit [...] selbst im nebensächlichsten Detail einlässt» und dabei doch eine «Lebensform des Abstandhaltens» pflegt, «einschliesslich der Distanz zur Wirklichkeit, die man selber ist».[155] Der Humor kann das krampfhafte Sorgen aufbrechen. Und er gehört auch zur theologischen Auseinandersetzung mit den Grenzen: Im Umgang mit diesen stehen die Aktivität und Passivität menschlicher Existenz stets zur Entscheidung. Pierre Bühler spricht vom Humor als einer «Möglichkeit, auf dynamische, kreative Weise das menschliche Leben daraufhin wahrzunehmen und durchzuarbeiten, was in ihm immer wieder zum Vorschein

---

151 Eglin u. a., Tragendes entdecken, 36.
152 Fröchtling, «Und dann ...», 455.
153 Vgl. a. a. O., 418–420.
154 Schröder, Blickrichtungswechsel, 45.
155 Marquard, Endlichkeitsphilosophisches, 63.

kommt, diskret oft, indirekt, verfremdet. Aus dieser Wahrnehmung und Durcharbeitung entsteht auch stets wieder die Liebe zum Leben, die Zuwendung zu ihm, die Sorge um es in all seiner Schlichtheit und Bescheidenheit.»[156]

Quintessenz: Erzählen

Im Durchgang durch die Fachliteratur, die sich mit dem Krankheitserleben im Zusammenhang mit Demenz auseinandersetzt und nach Möglichkeiten und Grenzen spiritueller Begleitung fragt, haben sich zwei Betrachtungsweisen herauskristallisiert. Bei der ersten steht die Fürsorge im Vordergrund. Sie setzt bei der (selbst-)kritischen Analyse seelsorglicher Konzeptionen an, die ausschliesslich auf die Heilsgeschichte und Verkündigung oder dann auf eine kognitiv anspruchsvolle Gesprächs- und Beratungskultur zurückgreifen. Ist die reflektierte Erinnerung und intellektuelle Vergewisserung von Glaubensüberzeugungen die einzige Gestaltungsmacht des Selbstbezugs, so können Vergessen und kognitiver Zerfall zu Verunsicherungen und zum Gefühl eines katastrophalen Identitätsverlusts führen, das auch die religiös-spirituelle Dimension betrifft. Dagegen kann leibliches und gemeinschaftliches Erleben trotz fortschreitender Demenz Identität vermitteln, wenn es gemäss einem an der Gegenwart orientierten Identitätsbegriff immer wieder neu gelingt, im Umfeld einen identifizierenden Spiegel zu finden, in dem sich Betroffene selbst wahrnehmen, erleben und verstanden fühlen. Wer vergisst, wird nicht vergessen, lautet der Trost im Glauben und innerhalb einer sorgenden Gemeinschaft.

Bei der zweiten Betrachtungsweise rückt die Selbstsorge in den Fokus, indem gefordert wird, neben den Fürsorgebemühungen vermehrt auch die Betroffenenperspektive wahrzunehmen. Spirituelle Begleitung von Menschen mit Demenz sei weniger mit einem erhöhten seelsorglichen Aufwand verbunden als vielmehr mit einer «Entdiakonisierung und Entmedikalisierung der Demenz, damit Menschen mit Demenz wieder Subjekte sein dürfen».[157] Als Königsweg unter dieser Perspektive erscheinen künstlerische und narrative Äusserungsformen.

---

[156]   Bühler, Witz und Geist, 108.
[157]   Kunz, Schicksal, 161.

Narrative Identität

Dort, wo in wissenschaftlichen Diskursen die Selbstsorge zur Sprache kommt, stehen häufig persönliche Erzählungen von Menschen mit Demenz im Zentrum. So weist etwa Gabriele Kreutzner auf den «stetig wachsende[n] Fundus autobiographischer Berichte Betroffener» hin; hier seien es «vor allem religiös eingestellte Menschen, die über ihr spirituelles Ringen berichten und/oder im Glauben eine wesentliche Kraftquelle für den Umgang mit ihrer Demenz finden».[158] Das autobiografische Schreiben, und sei es mithilfe einer Schreibassistenz, würde in Veränderungsprozessen und Krisensituationen angesichts einer ungewissen Zukunft Möglichkeiten bieten, sich der eigenen Herkunft bewusst zu werden und stärkende Ressourcen zu finden.

Erzählen ist eine in allen Kulturen verbreitete Ausdruckweise, um die Bewegungen des Lebens sprachlich nachzugestalten. Im Vorgang des Erzählens lässt sich das Leben ordnen und deuten. Das Bedürfnis Demenzbetroffener, die eigene Geschichte zu erzählen, zielt aber nicht nur darauf ab, die Vergangenheit Revue passieren zu lassen und Erinnerungen zu konservieren. Vielmehr vergegenwärtigen und vergewissern sie sich dabei ihrer selbst. In kreativen erzählerischen Gestaltungsprozessen erleben sie Handlungsfreiheit und können in der Gegenwart Sinn finden. Sie werden aktiv und Rollenwechsel werden möglich. Dass Wirklichkeit so immer wieder anders und neu erlebt werden kann, verschafft auch Distanz und schenkt Menschen mit Demenz gerade auch angesichts von zunehmender Verletzlichkeit neue Verantwortung für die kreative Gestaltung ihrer Geschichten.[159] So schreibt auch Martina Kumlehn, dass Narrativität jenseits von Verlusten und Defiziten helfe, «im Ausdruck emotionaler Innenwelten das ‹Intakte› zur Geltung zu bringen».[160]

Zwischen Kreutzners Hinweis auf das «spirituelle Ringen» und Kumlehns Annahme, dass «emotionale Innenwelten» etwas «Intaktes» bergen, öffnet sich eine Spannung, die von Paul Ricœur mit dem Begriff der nar-

---

[158]   Kreutzner, Spiritualität – Alter(n) – Krankheit, 19.
[159]   Vgl. Dalby, To Live and Do and Help, 69: Erzählen als «strategy to help them stay intact». Zur Bedeutung des Erzählens im Alter vgl. Pilgram-Frühauf, Narrative Zugänge; Drechsel, Erinnerung; Stevens, The Storied Self. Zur Bedeutung von Krankheitsnarrativen Insgesamt: Frank, The necessity and dangers; ders., The Wounded Storyteller; zum Erzählen am Lebensende: Peng-Keller/Mauz (Hg.), Sterbenarrative.
[160]   Kumlehn, Lebensqualität imaginieren, 179.

rativen Identität erschlossen wurde. Gerade weil die verschiedenen Modalitäten von Identität nicht selbstverständlich gegeben sind, sind sie auch dialektisch aufeinander bezogen und helfen sich in den vielfältigen Prozessen der Identifikation gegenseitig aus. Und gerade in diesem Wechselspiel entfaltet Ricœur die Perspektive einer narrativen Identität als Möglichkeit der symbolischen Vermittlung des Selbstbezugs. In Formen symbolischer Artikulation organisiert sich die lebensweltliche Erfahrung in der Zeit und erneuert sich das menschliche Selbstverhältnis auf fundamentale Weise: Das Selbst versteht sich in und durch Erzählungen. Es versteht sich, sofern es sich als Teil einer Geschichte erfährt und dabei auch verschiedene und veränderbare Perspektiven einnimmt, in denen es sich seiner selbst vergewissern kann. Im Fluchtpunkt von «Selbigkeit» und «Selbstheit» zeigt sich für Ricœur die narrative Identität.[161]

Erzählen hat darüber hinaus aber immer auch eine soziale Komponente: Wer erzählt, ist angewiesen auf Zuhörerinnen und Zuhörer. Wer Briefe schreibt, Tagebuch führt oder autobiografische Sequenzen festhält, geht explizit oder implizit von Adressaten aus – seien dies vertraute Menschen oder Gott, ein grösseres Publikum oder auch nur zwei Buchdeckel oder Heftseiten, die das Geschriebene aufnehmen und bewahren. Wenn Menschen mit Demenz in mittleren Stadien «ihre» ganz eigenen Geschichten repetitiv immer wieder erzählen, so liegt der Fokus nicht nur auf inhaltlichen Komponenten, auf einem Reiserlebnis, einer Heldentat, einem Gefühl; vielmehr erleben sie im Erzählen Wertschätzung und Gemeinschaft. Sie haben ein Gegenüber, das die Stimme hört und auf das Erzählte reagiert. Die Gewissheit, dass Erzählungen bei Angehörigen oder Begleitenden auch dann noch weiterwirken, wenn man sie selbst vergessen hat, kann tröstlich sein.

Broken Narratives

Auch wenn es scheinen könnte, dass Erzählen als Allerweltsmittel dient, sind auch dieser menschlichen Fähigkeit die Ambivalenzen eingeschrieben, die menschliche Existenz und den Krankheitsverlauf mit Demenz grundsätzlich begleiten: Wer von sich zu erzählen beginnt, weiss oft noch nicht, ob ein roter Faden sichtbar wird, Kontinuitäten und Zusammenhänge zum Ausdruck kommen oder ob Fragen und Zweifel, vielleicht

---

[161]   Ricœur, Selbst als ein Anderer, 173.

auch persönliche Schulderfahrungen aufbrechen. Aus der Erzählfor-
schung im Kontext von Gesundheit und Medizin ist hinlänglich bekannt,
dass zum lebensgeschichtlichen Erzählen auch die *broken narratives* gehören, die mit den Ungereimtheiten im Lebenslauf konfrontieren.[162] Spätestens im Blick auf das eigene Lebensende wird deutlich, dass ein Mensch
seine Geschichte niemals allwissend überblickt. So ist das Erzählen als
Vorgang letztlich auch eine Einübung in die eigene Begrenztheit und
schliesslich den Tod. Arno Geiger schreibt gegen Ende des Buchs, in dem
er die Geschichte seines demenzkranken Vaters erzählt: «Es heisst, jede
Erzählung sei eine Generalprobe für den Tod, denn jede Erzählung muss
an ein Ende gelangen.»[163]

Im Brennpunkt der vielfältig aufgefächerten und veränderlichen
Selbstsorgeelemente seitens der Betroffenen und der Deutungsunsicher-
heiten seitens der Begleitenden steht das menschliche Erzählen. Narrative
Prozesse lassen die Spannungsfelder der Selbstsorge auf paradigmatische
Weise zur Geltung kommen, denn sie verbinden kognitive sprachliche Ak-
tivität mit paraverbalen und nonverbalen leiblichen Aspekten, identifika-
torische Erinnerungsarbeit mit Sinngebungsperspektiven für die Gegen-
wart, Beziehung zwischen erzählenden und zuhörenden Personen mit dem
Gesichtspunkt der Generativität. Erzählenderweise üben wir Grenzen der
eigenen Existenz ein, entfalten aber auch imaginative und spirituelle Kräfte.
Im Schnittfeld aller Selbstsorge-Dimensionen zeigt sich das menschliche
Bedürfnis, zu erzählen, das nach einem langen Leben auf eine Vielzahl von
Geschichten zurückgreifen kann. In der Forderung, dass Spiritual Care
Erzählanlässe schaffen muss, die auch Selbstdeutung ermöglichen,
verschiebt sich die Blickrichtung: Während die Fürsorgeperspektive in den
Hintergrund tritt, wächst das Interesse an den ganz persönlichen, in
Selbstsorge gründenden Geschichten und Perspektiven des Gegenübers.
Aussenstehende und Begleitpersonen werden neugierig, spielen den Sorge-
Ball den Betroffenen zu. Es geht nicht darum, ein Happy End und Aktivität
bis zuletzt zu garantieren, sondern Erzählungen in ihrer Vielfalt zu fördern.
Sie enthalten zuweilen auch deutungsoffene Passagen und Brüche, bewirken
aber in ihrem dialogischen Charakter, dass man miteinander mit ungelösten
Fragen leben kann und dass auch neue Geschichten möglich werden.[164]

---

[162]   Vgl. Frank, The Wounded Storyteller, 201–204.
[163]   Geiger, Der alte König in seinem Exil, 175.
[164]   Vgl. Stevens, The Storied Self, xiv u. a.

III. Analyse lebensgeschichtlichen Erzählens

Trotz unterschiedlicher Akzente und Ausrichtungen macht die Fachliteratur im Bereich von Spiritual Care deutlich: Wenn Menschen mit einer beginnenden Demenz aus ihrem Leben erzählen, ist das eine Ausdrucksform von Selbstsorge, die vielfältige Gestaltungsmöglichkeiten aufweist. Von der Suche nach der eigenen Identität über das Bedürfnis der Generativität bis zur existenziellen und spirituellen Auseinandersetzung mit den Ambivalenzen des Lebens erfüllt das Erzählen sämtliche Dimensionen, die seit antiken Zeiten mit dem Selbstsorgebegriff verbunden sind:

Im Erzählen schlägt sich Identität in der Form von Lebensgeschichten nieder, die eine Herkunft aufzeigen und eine Richtung in die Zukunft weisen. Wer erzählt, ordnet und deutet die verschiedenen Lebenserfahrungen und sucht nach stärkenden Ressourcen, übernimmt aber gleichzeitig auch Selbstverantwortung im Hier und Jetzt, erlebt Handlungsfreiheit im Gestalten der eigenen Biografie und konstituiert so sein Selbst. Die eigene Stimme zu hören, stiftet Identität in der Gegenwart.

Indem Erzählerinnen und Erzähler ihre Lebensgeschichten mitteilen, erfahren sie Gemeinschaft und Zugehörigkeit. Erzählen kommt so ganz grundsätzlich als generativer Akt in Betracht: Wenn man erzählt, vertraut man seinem Gegenüber Erinnerungen an, die bei Angehörigen und Begleitenden sogar über das demenzielle Vergessen und den Tod hinaus weiterwirken können.

Erzählenderweise kommt man schliesslich nicht umhin, Elemente der Erzählung auszuwählen, sich einzuschränken und einmal zu einem Ende zu kommen. Niemand kann sein ganzes Leben erzählen. Vielleicht üben Erzählerinnen und Erzähler aber gerade in einem narrativen Endlichkeitsbewusstsein auf kreative Weise die Fähigkeit ein, Abhängigkeit und Verletzlichkeit, auch *broken narratives*, als Grundzüge des Lebens anzunehmen. Erzählen unterstützt die hermeneutische Auseinandersetzung mit den Ambivalenzen des Lebens.[165]

---

[165] Vgl. Pilgram-Frühauf, Narrative Zugänge; vgl. auch Lahn/Meister, Einführung in die Erzähltextanalyse, 12.

Die drei Bereiche, in denen sich narrative Selbstsorge abspielt, finden sich auch in den sogenannten «Generativitätsdokumenten», die im Rahmen der Studie «*Dignity Therapy* bei Demenz» entstanden sind.[166] Sie enthalten lebensgeschichtliche Erzählungen von Menschen mit einer beginnenden Demenz, daneben aber auch Passagen, die Ratschläge und Wünsche für die Angehörigen zum Ausdruck bringen. Die Spiritualität kommt in vielfältiger und lebendiger Weise zum Ausdruck: Entweder ist vom persönlichen Glauben explizit die Rede oder spirituelle Bedürfnisse werden eher indirekt über Hoffnungen und Ängste vermittelt. Das lebensgeschichtliche Erzählen aktiviert biografisch verankerte Muster religiös-spiritueller Selbstsorge und hilft, die aktuelle Situation einzuordnen und mit der demenziellen Erkrankung umzugehen.

Im Kontext von Gesundheit und Medizin, aber auch auf kultur- und literaturwissenschaftlicher Seite wächst seit einiger Zeit das Interesse an den narrativen Formen konkreter Lebensgeschichten, die sich immer wieder neu und anders menschlichen Grenzerfahrungen annähern. So ist mein Zugang eingeordnet in einen aktuellen Forschungsdiskurs, der dem Erzählen mit Demenz, in Krankheit oder am Lebensende hohe Bedeutung beimisst und sowohl das lebensweltlich-faktuale[167] als auch das literarisch-fiktionale[168] Erzählen berücksichtigt. Um die Komplexität der Erzählsituation, die Finessen der erzählerischen Komposition und die Themenvielfalt in den Blick zu bekommen, bietet sich ein narratologischer Zugang an. Untersucht wird entlang den drei Ebenen eines Erzähltextes erstens die Erzählsituation (Wer erzählt?), zweitens das Erzählen (Wie wird erzählt?) und drittens das Erzählte (Was wird erzählt?).[169] Zitate aus den Generativitätsdokumente von Frau S., Frau L., Frau C., Frau G., Frau P., Frau A., Frau O., Frau F., Frau R., Herrn N., Herrn J., Herrn B.,

---

[166]   Die *Dignity Therapy* wurde vom Palliativmediziner Harvey M. Chochinov entwickelt und besteht in einer psychotherapeutischen Kurzintervention, die zum Lebensrückblick und zu einer Art Vermächtnis anregt. Im Forschungsprojekt «*Dignity Therapy* bei Demenz» (Kooperation mit dem Universitätsspital Zürich und dem Stadtspital Waid, Zürich) wird die Therapieform Menschen mit einer beginnenden Demenz angeboten (vgl. www.theologie. uzh.ch/de/faecher/spiritual-care/forschung.html; abgerufen am 20.10.2020).

[167]   Für die Auseinandersetzung mit Demenz sei beispielhaft genannt: Pilgram-Frühauf, Sterbende Erinnerungen; Pilgram-Frühauf, Symbolsprache.

[168]   Für die Auseinandersetzung mit Demenz seien beispielhaft genannt: Vedder, Erzählen vom Zerfall; Kumlehn, Vom Vergessen erzählen.

[169]   Ich folge dabei in erster Linie dem narratologischen Entwurf von Lahn/Meister, Einführung in die Erzähltextanalyse, 69ff.

Herrn W., Herrn E., Herrn H., Herrn I. und Herrn T. werden jeweils als eigenständige Abschnitte wiedergegeben und nicht in den Fliesstext eingearbeitet. Damit möchte ich andeuten, dass ich diese Stimmen im Blick auf die Selbstsorgethematik durchaus auch auf einer metanarrativen Ebene – und nicht nur als Gegenstand der Untersuchung – als wichtige Gesprächsbeiträge wahrnehme.

Erzählsituation zwischen Für- und Selbstsorge

Der erste Abschnitt widmet sich der Frage, wer erzählt. Dazu gehört auch die Analyse der situativen Rahmenbedingungen, der zeitlichen Faktoren und der Beziehung zwischen der erzählenden Person und den Adressaten.

Rahmenbedingungen

Die untersuchten Erzählungen von Menschen mit Demenz sind im Rahmen der *Dignity Therapy* entstanden, die im deutschen Sprachraum oft auch unter der Bezeichnung «Würdetherapie» oder «Würdezentrierte Therapie» bekannt geworden ist. Die Grundidee hinter dieser weltweit verbreiteten Therapieform liegt in einem partizipativen Ansatz, der von der Frage ausgeht, was Patientinnen und Patienten mit einer lebensbedrohlichen Erkrankung unter Würde verstehen. Aufgrund der Antworten entwickelte der kanadische Psychoonkologe Harvey Max Chochinov im Jahr 2002 das «Modell zu Würde bei unheilbarer Erkrankung». Es bündelte Wünsche, Würde- und Wertvorstellungen, die Menschen am Lebensende äussern, mit dem Ziel, diese achtsam und würdigend aufzunehmen. Das «Würdemodell» enthält ein breites Spektrum physischer, psychischer, sozialer und spiritueller Komponenten.

Dass in der strukturierten Erzählsituation auch die narrative Selbstsorge zum Zug kommt, thematisiert Chochinov nur marginal: Unter dem Aspekt der «Selbstkontinuität» geht er von der Prämisse aus, dass die Auseinandersetzung mit sich selbst dazu führt, den roten Faden in der eigenen Biografie wahrzunehmen und mit sich ins Reine zu kommen.[170] Als wesentliches Anliegen im Bereich des würdebewahrenden Repertoires kristallisierte Chochinov aber den Aspekt der Generativität heraus, der, wie

---

[170]   Chochinov, Würdezentrierte Therapie, 34f.

wir gesehen haben, für Selbstsorge zentral ist. In Erweiterung des Modells von Erik M. Erikson, der Generativität auf der Entwicklungsstufe des mittleren Erwachsenenalters ansiedelt, zählt Chochinov das damit verbundene Bedürfnis, sich um die Familie und nachfolgende Generationen zu kümmern, zu den würdebewahrenden Aspekten auch am Lebensende. Indem sie für andere Verantwortung übernehmen können, erhalten Patientinnen und Patienten Gelegenheit, trotz der Ungewissheiten einer lebensbedrohlichen Erkrankung die Sorge für Angehörige über den Tod hinaus zu verlängern und wertvolle Erfahrungen im Sinne eines Vermächtnisses weiterzugeben.[171]

Aufgrund der Faktoren, die das Würdegefühl am Lebensende beeinflussen, entwickelte Chochinov im Jahr 2005 die dreiteilige Methode der *Dignity Therapy*:[172]

(1) Der erste Schritt besteht aus einem ungefähr einstündigen Gespräch, das sich an einem Fragenkatalog zu würdebezogenen Themen orientiert. Die Leitfragen sollen helfen, sich an wichtige Ereignisse im Leben zu erinnern, persönliche Leistungen, Errungenschaften und Erkenntnisse zu vergegenwärtigen und im Gespräch zu entfalten. Einige Fragen ermutigen zudem, konkrete Empfehlungen für die Zukunft sowie Hoffnungen und Wünsche für nahestehende Menschen zu äussern. Die Fragen, welche die *Dignity Therapy* vorgibt, lauten:[173]

1. Erzählen Sie mir ein wenig von Ihrem Leben, besonders die Teile, an die Sie sich am meisten erinnern oder die Ihnen wichtig sind. Wann haben Sie sich besonders lebendig gefühlt?
2. Gibt es bestimmte Dinge, die Ihre Familie wissen soll, und gibt es bestimmte Dinge, an die sich Ihre Familie erinnern soll?
3. Was sind die wichtigsten Rollen, die Sie in Ihrem Leben wahrgenommen haben (in der Familie, beruflich, gesellschaftlich)? Weshalb waren diese wichtig für Sie und was denken Sie, haben Sie in diesen Rollen erreicht?
4. Was sind Ihre wichtigsten Leistungen und worauf sind Sie besonders stolz? Woran denken Sie mit der Befriedigung, etwas geleistet zu haben?

---

[171] A. a. O., 37f.
[172] Chochinov u. a., Dignity therapy.
[173] Vgl. https://de.wikipedia.org/wiki/Würdetherapie (abgerufen am 20.10.2020); Chochinov, Würdezentrierte Therapie, 103.

5. Gibt es Dinge, die gegenüber Ihren Angehörigen ausgesprochen werden sollten, oder Dinge, die Sie Ihnen noch einmal sagen möchten?
6. Was sind Hoffnungen und Wünsche für die Menschen, die Ihnen am Herzen liegen?
7. Was hat das Leben Sie gelernt, das Sie gerne weitergeben möchten? Welchen Rat würden Sie gerne weitergeben?
8. Gibt es konkrete Empfehlungen, die Sie Ihrer Familie mitgeben möchten, um sie für die Zukunft vorzubereiten?
9. Gibt es Dinge, die Sie für dieses Dokument noch festhalten und hinzufügen möchten?

(2) Die Antworten werden aufgenommen, transkribiert und schliesslich von der mündlichen in die schriftliche Sprache transportiert und zu einem gut lesbaren, verständlichen und aussagekräftigen Text verarbeitet. Zum redaktionellen Prozess gehören beispielsweise die Beseitigung von Füllwörtern oder verletzenden Inhalten, das Erstellen einer chronologischen, Kontinuität widerspiegelnden Reihenfolge und das Auffinden eines gelungenen Endes. Das so entstandene Dokument wird Generativitätsdokument genannt.

(3) Beim zweiten, kürzeren Treffen, das in der Regel nur wenige Tage nach dem ersten Gespräch stattfindet, bekommt der Patient oder die Patientin die eigenen Erinnerungen und Gedanken in Form dieses Generativitätsdokuments zurück. Nach letzten Anpassungen und Korrekturen steht es der Person frei, das Dokument an Familienangehörige und Freunde weiterzugeben und so dafür zu sorgen, dass das Erzählte der Nachwelt erhalten bleibt.

Die Therapieform sowie die dabei entstehenden Generativitätsdokumente tragen im Schweizer Kontext auch die Bezeichnung «Lebensspiegel».[174] Diese Umbenennung signalisiert, dass Würde, verstanden in einem grundsätzlichen Sinn, unantastbar ist und somit weder therapiert werden kann noch therapiert werden muss. Sie kommt einem Menschen unabhängig von seiner Leistungsfähigkeit und seinem Gesundheitszustand zu. Die Bezeichnung «Lebensspiegel» ist meiner Meinung nach auch deshalb gelungen,

---

[174]   Vgl. www.andreasweberstiftung.ch/lebensspiegel.htm (abgerufen am 20.10.2020).

weil sie deutlich macht, dass Generativitätsdokumente autobiografische
Muster der Selbstsorge zum Ausdruck bringen und somit ein Stück Identität
widerspiegeln und nicht einer erfolgreichen Therapieform zu verdanken
sind, als deren Produkt und Leistung sie hervorgehen. So können zu einem
Lebensspiegel sowohl Sonnen- als auch Schattenseiten der Biografie gehören. In der Abgrenzung zu Chochinovs Nomenklatur werden im Rahmen
des Interviews Gestaltungsfreiräume zugestanden, die nicht zwingend der
Vorgabe von Kontinuität und Generativität folgen müssen, sondern
individuell und situationsspezifisch gefüllt werden können.

Lebensrückblick und -ausblick

In der Erzähltextanalyse unterscheidet man drei verschiedene Zeitbezüge
des Erzählens im Verhältnis zum Erzählten:[175] das rückblickende retro-
spektive Erzählen, das gleichzeitige Erzählen, das parallel zum Geschehen
verläuft und das prospektive Erzählen, das sich vom Geschehenszeitpunkt
aus in die Zukunft richtet. Eine Eigenheit von Chochinovs Therapieform
ist es, dass die Interviewfragen Bezüge zu allen drei Zeitdimensionen
aufweisen und Vergangenheit, Gegenwart und Zukunft berücksichtigen.
Die Fragen 1 bis 4 wecken Erinnerungen an bereits Erlebtes, die Fragen 5
und 9 ermöglichen eine Besinnung auf die Gegenwart des Erzählens und
die Fragen 6, 7 und 8 richten sich mit den Hoffnungen, Wünschen und
Ratschlägen explizit in die Zukunft.

Natürlich lassen sich die zeitlichen Dimensionen nicht immer voneinander trennen, sondern durchdringen sich oft auch gegenseitig in einem
komplexen Geflecht: Erinnerungen an Erlebnisse und Leistungen haben
auch einen Bezug zur Gegenwart, manifestieren sich etwa als Stolz oder
Bedauern und wirken sich entsprechend auch auf die Einstellung und
emotionale Färbung im Blick auf die Zukunft aus. Ratschläge beziehen
sich umgekehrt auf die Lebenserfahrung zurück, die in der Vergangenheit
liegt. Beide Richtungen überkreuzen sich in der Gegenwart des Erzählens,
lassen in den Fragen 5 und 9 Gedanken keimen, die im Augenblick wichtig
sind.

Was der Fragenkatalog im vorgegebenen Rahmen der *Dignity Therapy*
aufzeigt, gilt für lebensgeschichtliches Erzählen generell. Es läuft nicht
einfach chronologisch ab, parallel zum Fluss der Zeit, der sich von der

---

[175]   Lahn/Meister, Einführung in die Erzähltextanalyse, 103ff.

Vergangenheit bis zur Gegenwart und über die Gegenwart hinaus in die offene Zukunft ausdehnt. Vielmehr entfaltet sich die Lebenszeit, indem sich der Rückblick in die Vergangenheit und der Ausblick in die Zukunft in eigentümlicher Weise kreuzen. Der Philosoph Emil Angehrn schreibt dazu: «Es scheint in der menschlichen Natur verankert, im menschlichen Zeiterleben angelegt, dass Sehnsucht, auch wo sie sich ins Unendliche nach vorne projiziert, im Innersten mit dem Gedanken der Rückkehr verwoben ist. Umgekehrt zeigt sich Erinnerung im Innersten mit einer Sehnsucht verschränkt, die über die Rückkehr zu bestimmten Ereignissen und Erlebnissen hinausweist.»[176]

Allein aufgrund der Erzählsituation scheint somit klar, dass narrative Kontinuität nicht immer gegeben sein muss. Es liegt zwar in der Natur der Sache, dass das Erzählen in der Zeit stattfindet und dass man, während man Wort um Wort aneinanderreiht, einen Bezug zur Zeit knüpft. Dennoch ist es nicht gänzlich der Kontinuität und Linearität messbarer Zeit untergeordnet; Erzählerinnen und Erzähler setzen sich auch ein Stück weit über sie hinweg, greifen vor, wiederholen oder holen nach – und können mit ihr zu spielen beginnen.

Wer erzählt wem?

In der Erzähltextanalyse gilt grundsätzlich, dass die Person des Autors oder der Autorin nicht identisch ist mit dem Ich im Text. Auch im Fall der «Lebensspiegel» verschmilzt die Person, die erzählt, sei es im mündlichen Austausch oder im verschriftlichten Dokument, niemals ganz mit dem Ich der Erzählung. Dies gilt einerseits für die Vorstellung von Identität in ihrer zeitlichen Ausrichtung: Die Erzählungen sind in eine bestimmte Situation eingebettet, werden bei den einen zu Hause, bei den anderen in einem Therapiezimmer aufgenommen. Die Frage, die in der Situation mit Demenz besonders brisant ist, stellt sich ganz grundsätzlich: Kann man den biografischen Status quo des Ich festhalten und so in die Zukunft projizieren? Bleibt die Botschaft des Ich auch unter veränderten Rahmenbedingungen aktuell? Unter Umständen fühlt es sich eine Woche später ja bereits wieder anders an, «Ich» zu sagen und von sich selbst zu erzählen. Dieser Vorbehalt gilt letztlich auch für die im letzten Kapitel vorgestellte Idee der «Zeitkapsel», Selbstsorgebestände einer Person zu

---

[176] Angehrn, Sein Leben schreiben, 203.

dokumentieren und aufzubewahren, um sich in späteren Phasen von Demenz auf sie als spirituelle Ressourcen zu berufen.

Andererseits gelingt die Identifizierung zwischen dem erzählenden Ich und der erzählenden Person auch im Augenblick nicht ohne Weiteres. Angenommen, es wäre möglich, exakt im selben Moment zu sprechen und das Erzählte zu hören und wiederzulesen, so würde auch dann keine restlose Identifikation stattfinden. Wer anerkennt beim Wiederhören einer Aufnahme vorbehaltlos die eigene Stimme? Wer liest einen eigenen Text ganz ohne Distanzierung und Widerstände? Obwohl die Selbstäusserungen wie bei einem Spiegelbild der eigenen Person zugeschrieben werden können, bleiben sie ein Stück weit fremd. Im «Lebensspiegel» ist die erzählende Person Teil der erzählten Welt, tritt darin als Hauptfigur in Erscheinung. Das Dokument führt gleichzeitig aber auch zu einer Konfrontation mit sich selbst, die überraschen oder auch irritieren kann. Schreitet die demenzielle Erkrankung weiter voran, kann es sogar so weit kommen, dass sich die Person weder als Erzählerin oder Erzähler noch als Figur im «Lebensspiegel» wiedererkennt – und trotzdem können die Erzählungen fortgesetzt, leibliche, psychosoziale und spirituelle Formen der Selbstsorge weiterhin gepflegt und entdeckt werden.

In der Erzählsituation ist aber nicht nur der Selbstsorge-Aspekt der Identität entscheidend. Was die *Dignity Therapy* mit der Bezeichnung «Generativitätsdokument» andeutet und als Methode besonders begünstigen möchte, ist der Teilhabeaspekt und die partizipative Beteiligung beim Erzählen, die dazu führt, dass die erzählende Person etwas von sich an das soziale Umfeld weitergibt. Der kommunikative Rahmen des Interviews deutet auf etwas hin, was für jede Erzählsituation gilt: «Wenn jemand erzählt, richtet er sich in aller Regel an ein Gegenüber. Neben der Frage ‹Wer erzählt?› ist daher im Rahmen der Erzähltextanalyse auch die Frage ‹An wen wendet sich der Erzähler?› von zentraler Bedeutung.»[177]

Im Fall der Generativitätsdokumente gestaltet sich die Beziehung zwischen erzählenden und zuhörenden Personen als komplexe Konstellation. Im mündlichen Setting des Interviews sind die erzählende und zuhörende Person zur selben Zeit am selben Ort, so dass die Rezeption zeitgleich zum Erzählen erfolgt. Aus dem mündlichen Bericht entsteht dann aber ein zukunftsträchtiges Dokument, das an einen weiteren Adressatenkreis gerichtet ist; angedeutet wird dies in der Erzählsituation selbst durch

---

[177]   Lahn/Meister, Einführung in die Erzähltextanalyse, 107.

das im Hintergrund mitlaufende Aufnahmegerät, aber auch durch Rückfragen der interviewenden Person, die möglichst konkrete Mitteilungen an die Angehörigen anregen möchte.

Diese doppelte Adressierung erzeugt einen eigentümlichen Spiegeleffekt: Das mehr oder weniger fremde Gegenüber in der Therapiesituation führt einerseits dazu, dass sich die Erzählung nicht auf Insiderwissen abstützen kann, sich vielmehr möglichst informativ und detailliert entfalten muss. Andererseits gewährleistet die Zielvorgabe, dass die Generativitätsdokumente an das nahe soziale Umfeld adressiert werden, einen emotionalen Bezug. Im Blick auf den zukünftigen Adressatenkreis der Angehörigen wird über den informativen Gehalt eines Lebenslaufs hinaus eine persönlich-intime Identifikation mit dem Erzählten möglich, die es erlaubt, auch spirituelle Dimensionen anklingen zu lassen.

Kritische Rückfragen

So eng das Erzählen mit Selbstsorge verbunden ist und so einfühlsam die *Dignity Therapy* diesem Bezug Rechnung trägt, so lohnt es sich doch, auch auf die kritischen Stimmen zu hören. Die Einwände stammen zwar nicht von Menschen mit Demenz, aber es steht zu vermuten, dass sie sich aus deren Perspektive teilweise sogar noch verschärfen. Allgemein wird beispielsweise bemängelt, dass die Interviewfragen zu abstrakt seien, um der mosaikhaften Komplexität von Erinnerungen und Lebenserfahrungen gerecht zu werden und alltägliche Sorgen und Freuden zu fassen.[178] Zudem täusche die Therapieform über den situativen Charakter des Lebensrückblicks hinweg. Das Leben sei ein dynamischer Prozess, der aus wandelbaren Ansichten und Emotionen bestehe. Warum also autobiografisches Erzählen festhalten und zum Lesen weitergeben, wo es sich doch nur um eine Momentaufnahme handelt?[179] So scheint insgesamt der situative Kontext unterbelichtet und die Rolle der Therapeutin oder des Therapeuten nicht geklärt:[180] Die interviewende Person trete in der verschriftlichen Version des Gesprächs kaum mehr in Erscheinung, verberge sich nur

---

[178] Lindqvist u. a., Reflections, 44: «[…] life was not one single, cohesive story, but instead was composed of multiple short stories that together formed a collage of experience – a mosaic.»

[179] A. a. O., 46.

[180] A. a. O., 45. Zur Vernachlässigung des situativen Kontextes in narrativen Interviews vgl. auch die Kritik in: England, Narrative Therapy, 206.

noch hinter den standardisierten Fragen. Aber ist es nicht gerade sie, die die Erzählsituation mit ihren Frageimpulsen am meisten prägt?

Es handelt sich um ein Problem, dessen man sich beispielsweise auch im Bereich der *oral history* bewusst ist:[181] Die Bereitschaft, bei einem Interview teilzunehmen, könnte von einem Dutzend anderer Faktoren abhängen, die möglicherweise weder etwas mit der Sorge um sich selbst noch mit Generativität zu tun haben. Vielleicht möchte ja eine Person der Therapeutin oder dem Sohn einen Gefallen tun, weil sie meint, man erwarte das von ihr. Dieser kritische Vorbehalt verkennt nicht die Möglichkeit, dass sich jemand während des Interviews ganz auf die Fragen einlässt und erzählenderweise vielleicht sogar etwas von sich selbst entdeckt, worauf er oder sie sich gar nicht eingestellt hat. Mit dem Einwand soll aber dezidiert darauf hingewiesen werden, dass es sich in der Interviewsituation um eine kommunikative Interaktion handelt und Umfelder entscheidend sind, die Selbstsorgeabsichten von Menschen mit Demenz als solche erkennen und respektieren. Viele Betroffene schätzen es auch, eine nahestehende Person zum Interview mitbringen zu dürfen, die nötigenfalls ergänzen kann und Sicherheit und Vertrauen verleiht. So betont Frau S. im Laufe des Interviews:

> «Ich bin froh, dass mein Mann da ist und ergänzt. Wir haben es gut. Er ist meine bessere Hälfte.»

Die Bemerkung zeigt, dass es beim Erzählen immer um ein kooperatives Geschehen geht und von einer ureigenen, individuellen Erzählung also nicht die Rede sein kann. Im «Lebensspiegel», so unverwechselbar er auch ist, spiegelt sich nicht nur ein Individuum, sondern auch die Erzählsituation und das soziokulturelle Umfeld. Auch wenn die Beiträge der Interviewenden im Generativitätsdokument gemäss Chochinov «wo immer möglich gelöscht werden»[182], ereignet sich das Erzählen im kommunikativen Austausch.

---

181   Vgl. z. B. Portelli, What makes oral history different?, 71: «The final result of the interview is the product of both the narrator and the researcher. When interviews, as is often the case, are arranged for publication omitting entirely the interviewer's voice, a subtle distortion takes place: the text gives the answers without the questions, giving the impressing that a given narrator will always say the same things, no matter what the circumstances – in other words, the impression that a speaking person is as stable and repetitive as a written document.»
182   Chochinov, Würdezentrierte Therapie, 151.

Gerade im Blick auf die Selbstsorge des Erzählens scheint es wichtig, das narrative Miteinander transparent zu gestalten. Es muss nicht gleich so weit kommen, dass sich Ohnmachtgefühle einstellen: «Co-construction might leave the teller with a sense of having lost control after the interview.»[183] Doch weisen kritische Stimmen zurecht darauf hin, dass sich durch die therapeutische Form sowie durch die Verschriftlichung der Gespräche verfremdende Verschiebungen ergeben können. Wer verantwortet die editorischen Eingriffe in die Erzählung? Wessen Autorschaft liegt vor? Lindqvist und seine Co-Autorinnen sprechen vom «editorial dilemma».[184] Der Fokus liege zumeist auf dem Effekt der Therapieform und man übergehe die Komplexität der Erzählsituation und des Erzählvorgangs, wenn man sich nicht auch mit deren Analyse abmühe.[185] Umso mehr möchte ich im Folgenden das Ereignis des Erzählens genauer unter die Lupe zu nehmen.

Erzählen als Selbstsorge-Handeln

Konkrete Erzählungen machen von so vielen Verfahren und Formen Gebrauch, dass die Frage nach der Art und Weise, wie erzählt wird, immer nur auf eine Auswahl von Aspekten eingehen kann. Im Zusammenhang mit der Selbstsorgethematik interessieren mich zunächst diejenigen Stellen ganz besonders, in denen eine erzählende Person die Initiative ergreift, nicht nur auf die Interviewfragen re-agiert, sondern aktiv das Gespräch mitgestaltet.

Initiative und Begrenzung

Bei den Interviewfragen der *Dignity Therapy*, bei klärenden Rückfragen im Verlauf der Erzählung und vor allem am Schluss des Gesprächs ergreift die Therapeutin oder der Therapeut das Wort, um das lebensgeschichtliche Erzählen zu strukturieren und zeitlich zu begrenzen. Mit der letzten Frage erhält die erzählende Person nochmals den Ball zugespielt, um das Gespräch zu beenden oder noch etwas zu ergänzen. Wie unterschiedlich die Reaktionen ausfallen können, kommt in folgenden Schlusssätzen zur

---

[183] Lindqvist u. a., Reflections, 46.
[184] A. a. O., 47.
[185] A. a. O., 43.

Geltung, die ausnahmsweise den Transkriptionen des mündlichen Gesprächs und nicht den redaktionell bearbeiteten Generativitätsdokumenten entnommen sind. Herr J. etwa scheint die Gelegenheit, zu erzählen, ausreichend ausgeschöpft zu haben, so dass er auf die Frage, ob er der Aufzeichnung noch etwas hinzufügen möchte, antwortet:

«Nein, es ist gut so.»

Es kann aber auch eine schmerzliche Erfahrung sein, dass das Gespräch nach der letzten Frage zu einem Ende kommen muss. So holt Frau L. nach der letzten Frage nochmals weit aus, lenkt dann aber aktiv und entschieden ins Gesprächsende ein, über dessen Zeitpunkt sie auf dieses Weise mitbestimmt:

«Die Hoffnung, dass man die Demenz vielleicht doch einmal angehen kann, dass sie … verschwinden wird sie ja sicher nicht, aber doch lebenswert, lebenswert. Und nicht nur, weil man das so schreibt: ‹Das Leben mit Demenz ist lebenswert›, sondern als echte … Es ist Zeit. Gell, wir müssen stoppen.»

Die Eröffnungs- und Schlusspassagen der Gespräche sind interessant, weil sie das Wechselspiel zwischen Selbstsorge und Fürsorge von Menschen mit Demenz im Gespräch deutlich machen: In welchem Tempo bringt jemand seine Erzählung in Fahrt? Wer übernimmt die Initiative und wer gestaltet das Gesprächsende mit? Die Initiative der Erzählerinnen und Erzähler wird im Gespräch gewürdigt, es wird ihr Raum gegeben. So steigt Herr J. nach der Frage, woran er sich am meisten erinnere oder was ihm wichtig sei, mit einer ausgreifenden Geste ins Gespräch ein:

«Hmm, ja also, was mir wichtig war [überlegt] – da könnte ich eine ganze Stunde erzählen!»

Wenn die Generativitätsdokumente einen tendenziell harmonisierenden Redaktionsprozess durchlaufen, besteht die Gefahr, dass solche Nuancen auf der Ebene des Erzählens verschwinden. Gerade die Zwischentöne, paraverbale Signale wie ein besonderer Nachdruck oder eine emotionale Färbung in der Stimme oder auch Erzählpausen sind oftmals nur im Augenblick des Erzählens oder in genauen Transkriptionen des mündlichen Gesprächs herauszuhören. Die Selbstsorge des Erzählens zeigt sich keineswegs nur in Thematisierungen des Selbst, sondern ebenso im Vollzug des Erzählens, im Mut und in der Freude, sich auf Erinnerungen einzulassen und sich von ihnen in der Gegenwart tragen zu lassen.

Metakommunikative Äusserungen

Zusätzlich zu den Anfangs- und Schlusspassagen der Gespräche fallen diejenigen Stellen besonders auf, in denen die erzählende Person *über* das Erzählen spricht, beim Erzählen also die Darstellungsebene durchbricht und auf den Erzählvorgang selbst Bezug nimmt. In Anbetracht der demenziellen Symptomatik, zu der Erinnerungsverlust und kognitive Einschränkungen gehören, aber auch im Blick auf die Gattung der Generativitätsdokumente ist der allgemein narratologische Befund von Silke Lahn und Jan Christoph Meister interessant, dass solche metakommunikativen Stellen bei den erzählenden Personen vorhandenes Wissen akzentuieren, affirmativ stützen und oftmals auch die Funktion haben, zuhörenden oder lesenden Personen neue Wissensinhalte zu vermitteln.[186] Auch diese Überlegung zeigt, dass sich Selbstsorgebestrebungen von Menschen mit Demenz im Vollzug des Erzählens und in der Art und Weise, *wie* sie ihre Erzählungen gestalten, niederschlagen können.

Sehr eindrücklich ist allerdings, wie die Reichweite und Zuverlässigkeit des Erzählens durch eine differenzierte Reflexion oftmals auch relativiert werden. Erzählerinnen und Erzähler betonen, wie bedeutsam das autobiografische Erzählen für sie sei, zeigen aber auch die Grenzen auf und erkennen, was es nicht leisten kann. Die Ebene des verbalen Erzählens wird wie im folgenden Ausschnitt aus dem Generativitätsdokument von Frau S. mit demonstrativen Signalwörtern oder auch paraverbalen und gestischen Hinweisen unterstrichen, die darauf hindeuten, dass der erzählenden Person bewusst ist, was im Rahmen des Interviews auf dem Spiel steht:

«Gewisse Erlebnisse und Erfahrungen sind auch nach Jahrzehnten noch wichtig und präsent. Es ist für mich aber nicht immer einfach, diese heute wiederzugeben und mich mit anderen darüber auszutauschen. Manchmal merke ich, dass ich mir keine Gedanken machen kann, weil es so viele Gedanken gibt, mit denen ich anfangen könnte. Auch jetzt, wenn ich hierher-

---

[186] Lahn/Meister, Einführung in die Erzähltextanalyse, 166.

komme. [tippt mit dem Finger auf den Tisch] Das Dokument, das mit diesem Gespräch entsteht, ist eine gute Art und Weise, mir mein Leben zu vergegenwärtigen. Es ist, wie wenn ich in den Spiegel schaue und mich frage: ‹Und jetzt, was kommt? Was machst du damit?› Es ist gut, dass ich meine Erlebnisse und Erfahrungen zu Papier bringen kann – aber man muss auch wissen, was man sagt, und auch, was man nicht sagt.»

Metakommunikative Bemerkungen zur Selbstvergewisserung beim Erzählen deuten darauf hin, dass es angesichts der erlebten Fülle und vielleicht auch unter den besonderen Umständen der Vergesslichkeit nicht einfach ist, erzählend eine Auswahl zu treffen und die Erinnerungen möglichst lebendig wiederzugeben. Weder für das erzählende Ich noch für dessen Repräsentation im Text besteht Anspruch auf Kohärenz und Vollständigkeit. Frau L. formuliert diesen Vorbehalt treffend:

> «Es ist eine Kunst, das eigene Leben einzufangen und alles im Detail zu erzählen. Man kann es nicht einfach wie eine Biografie lesen.»[187]

Sie scheint von der verbreiteten Idee auszugehen, dass die Biografie als historische Gattung eine Lebensgeschichte vollständig und linear zusammenhängend greifbar macht; auch die eigenen lückenhaften Erinnerungen würden dann in der dritten Person zu einem Ganzen gefügt. In eine ähnliche Richtung weist Herr J., wenn er die narrative Strategie offenlegt, die die Lebensgeschichte chronologisch ordnet:

> «Wenn es um die Lebensgeschichte geht, erzähle ich am besten der Reihe nach.»

Darüber hinaus deuten die metakommunikativen Äusserungen aber oft auch auf eine tiefe Dankbarkeit für das, was das Leben ermöglicht hat, und jetzt, in der Gegenwart des Erzählens, als Ressource greifbar wird. Für Herrn E. haben nicht nur die Erinnerungen, sondern auch die Tatsache, dass wertvolle Lebenserfahrungen «ausgesagt» werden können, einen Wert «für sich»:

---

[187] Dieser Vorbelhalt wurde auch als Einwand gegen die *Dignity Therapy* als Methode der Biografiearbeit vorgebracht (vgl. Lindqvist u. a., Reflections, 43f.)

«Die Tatsache, dass meine Frau und ich schon seit bald 50 Jahren miteinander durchs Leben gehen, ist schon eine schöne Aussage für sich.»

Auch der Aspekt der Generativität und insbesondere der Anspruch, den Angehörigen im Rahmen der *Dignity Therapy* Ratschläge zu erteilen und Wissen zu vermitteln, gewinnen in metakommunikativen Äusserungen an Kontur. In vielen Fällen wird das Angebot, jüngere Generationen zu beraten, jedoch kritisch gesehen oder sogar abgelehnt. Diese Zurückhaltung darf nicht als Gleichgültigkeit missverstanden werden, denn sie zeugt als Reaktion auf die Interviewfrage ebenfalls von Verantwortung: Die erzählende Person traut es den Angehörigen zu, dass sie ihren eigenen Weg gehen. Sie übergibt die Deutungshoheit den Kindern, die in Bezug auf ihr eigenes Leben immer schon im Wissensvorsprung seien. Herr H. sieht die Möglichkeiten, Ratschläge zu erteilen, aufgrund der Krankheitssituation eingeschränkt:

«Ja, das ist schwer für mich, weil mir das Reden grosse Schwierigkeiten bereitet. Ich kann mich nicht mehr so ausdrücken, wie ich gerne möchte.»

Frau G. betont, dass sich für die Jungen auch die Lebenswirklichkeit geändert habe, die sie selbst nicht mehr überblicke:

«Wie es sich verändern wird, wissen wir nicht. Somit gebe ich heute keine Ratschläge weiter. Früher habe ich einfach das vorgelebt, was für die Kinder wichtig ist. Sie sind auch viel besser ausgebildet worden, als das bei uns noch der Fall war. Das darf man nicht vergessen. Zudem ist ihr Leben nicht unser Leben. Jeder macht das Beste aus seiner Situation.»

So möchten viele, wenn sie nach den Ratschlägen für die Angehörigen gefragt werden, den Kindern, die ja keine Kinder mehr sind, die Freiheit lassen, den eigenen Weg zu gehen. Die Antwort von Herrn I. zeugt dabei von Vertrauen und Stolz:

«Ich denke, meinen Kindern habe ich als Vater das abverlangt, was eben wichtig war. Heute muss ich ihnen keine Ratschläge mehr geben. Die machen das alle wunderbar und ich bin auch stolz auf sie.»

Gleichzeitig sprechen viele die Ratschläge auch aus pädagogischen Gründen nicht aus, verfolgen in gewisser Weise auch eine aufklärerische Absicht, um zum Selbstdenken, Selbstentdecken und Selbsterleben anzuregen. Dies ist bei Herrn J. der Fall:

> «Es war für mich immer wichtig, zu sehen, was die anderen gerne machen. […] Aber ich würde vorsichtig sein mit Qualifizieren. Der einzige Mensch, der gewiss nichts falsch macht, bin ich … [lacht] Nein, das ist natürlich Quatsch, aber es stimmt: Ich urteile selten über andere Menschen. Etwas, was jemanden verletzt, sollte man nie an die grosse Glocke hängen. […] Wenn mich jemand um Rat fragt, dann sage ich schon, was ich denke. Aber ich bin nicht der Typ, der Ratschläge erteilt, und auch nicht der, der enttäuscht ist, wenn etwas nicht hinhaut.»

So zeugen die metakommunikativen Äusserungen bei Herrn J. insgesamt von einer bewussten Auseinandersetzung mit den Möglichkeiten und Grenzen der Rolle, die er innerhalb seines sozialen Netzes einnimmt. Über die konkreten Ratschläge hinaus verweist er auf eine tiefe Verbundenheit, die einem Vermächtnis gleichkommt und mit Hoffnung einhergeht:

> «Ich bin mir darüber im Klaren, dass die Menschen selbst wissen müssen, was sie wollen. Vielleicht ist es etwas ganz anderes als das, was ich will. Aber auch wenn es manchmal schwierig ist, ihnen auf diese Art und Weise zu helfen, bin ich doch bei ihnen mit meinen Wünschen und Hoffnungen.»

Die metakommunikativen Einschübe schmälern in ihrer Differenziertheit mitnichten die Geltungskraft der im Hier und Jetzt vorgetragenen Lebenserzählungen, zeugen vielmehr von einem ausgeprägten Bewusstsein bezüglich der narrativen Abläufe. Sie weisen darauf hin, dass man beim Erzählen immer eine Auswahl dessen trifft, was man erzählen *könnte*, und auf die Wirkung bei denjenigen angewiesen ist, an die man sich richtet. Damit benennen sie Grundspannungen, die beim Erzählen mit oder ohne Demenz dazugehören.

Zeitliche Struktur der Erzählung

Unter dem Aspekt der Zeit wird gefragt, wie die Ereignisse zeitlich geordnet sind und welche Ereignisse besonders lange und ausführlich oder in einer besonderen Häufigkeit als wiederholte Elemente erzählt werden. Auch Beobachtungen zu diesen Fragen deuten auf Elemente narrativer Selbstsorge hin.

Dass die Ereignisse der Erzählung in einer chronologischen Ordnung aneinandergereiht werden, wird nicht zuletzt durch die ersten Interviewfragen gesteuert, die bei Erinnerungen an Ereignisse der Vergangenheit anknüpfen. Es ist auffällig, dass die Abschnitte zur Vergangenheit am ausführlichsten sind und den Hauptteil der Dokumente ausmachen. Frühe Kindheitserlebnisse können sich in der Erzählzeit ausdehnen und die gesamte Lebensgeschichte in einem bestimmten Licht erscheinen lassen. Herr W. nimmt, noch vor den frühesten Erinnerungen, die Herkunft der Eltern zum Ausgangspunkt:

«Ich beginne ganz am Anfang. Aufgewachsen bin ich in [...], wo die Vorfahren meines Vaters schon seit Jahrhunderten lebten.»

Die Schilderungen folgen zumeist den Lebensphasen der Kindheit, der Schulzeit, der Ausbildungsjahre, der Begegnung mit der zukünftigen Ehefrau oder dem Ehemann bis zur Familien- und Berufsphase. Gelegentlich werden auch minutiöse Reiseberichte eingebaut, so zum Beispiel im Dokument von Herrn J., das die Bewegungen der Zeit auch geografisch nachbildet:

«Über Hamburg fuhr ich mit dem *Deux Chevaux* der Atlantikküste entlang hoch. Kein Rennen, einfach hoch, hoch bis nach Hammerfest. Es war im Jahr 1972 oder 73. Ich bin im April losgefahren und kam Ende Juli dort oben an: 70 Grad nördliche Breite!»

Passagen, die der Linearität der Zeit folgen, können aber auch Elemente enthalten, die mit Rück- und Vorgriffen innerhalb der Erzählung verbunden sind. Ein Vorgriff liegt beispielsweise dort vor, wo Frau L. die Schilderung von Ereignissen in der Vergangenheit gleichzeitig aus späterer Sicht kommentiert. Aus zeitlich nachgeordneter Perspektive können sich Deutungen ergeben, die im Moment des Erlebens so vielleicht nicht möglich waren:

«Wahrscheinlich litt ich Jahre lang unter einer latenten Depression, bis ich dann zusammengebrochen bin. Diese Zeit ist aber vorbeigegangen. Heute kann ich sagen, dass ich eigentlich erst durch die Depression die geworden bin, die ich jetzt bin. Erst *nach* der Depression ist meine Kreativität gewachsen.»

Aber auch narrative Rückblenden können vorkommen, die eine zeitlich weiter zurückliegende Erfahrung als ein deutendes Element voraussetzen. Wenn Herr W. die im Leben empfangenen Glücksmomente – «lauter glückliche Etappen in meinem Leben» – der Urerfahrung mütterlicher Liebe zuschreibt, ist das ein Beispiel für einen solchen Rückgriff:

«Ich habe gelernt, dass man im Leben Glück haben kann. Dieses Glück verdanke ich vor allem meiner Mutter [...]. Sie hat uns sehr gefördert und war für uns da, sie hat uns aber auch Freiräume gegeben und uns gehen lassen.»

Die Mutter wird im Lauf der Lebensschilderung mehrfach erwähnt. Leitmotivisch scheint die Beziehung zu ihr den Prozess des Erzählens als eine persönliche Ressource zu beleben.

Eigene und fremde Erzählperspektive

Bei einer autobiografischen Erzählung geht man davon aus, dass die erzählende Person so viel weiss, wie das Ich in der Erzählung. In der Erzähltextanalyse spricht man von einer internen Fokalisierung.[188] Kommt es zu einem Gefälle zwischen dem Wissen des Ich und dem der erzählenden Person, so wird dies im Falle einer demenziellen Erkrankung schnell auf die Symptomatik des Vergessens zurückgeführt. Gleichzeitig muss aber betont werden, dass niemand, der sein Leben erzählt, allwissend ist, wie es literarische Erzählungen zuweilen vortäuschen.

In den Interviews fällt die Asymmetrie vor allem dann auf, wenn sich anwesende Angehörige ins Gespräch einschalten, um punktuell eine Wissenslücke zu schliessen. Meistens beziehen sich diese Einwürfe auf geografische Informationen oder bestimmte Zeiträume, die als Rahmen für die Erzählung aufgegriffen, dann aber nicht mehr genau fixiert werden. In einzelnen Fällen können auch Wertungen und emotionale Gewichtungen von aussen her vorgenommen werden. So bemerkt eine

---

[188]   Lahn/Meister, Einführung in die Erzähltextanalyse, 119.

Tochter, nachdem ihr Vater erzählt hat, wie er unterwegs die Orientierung verloren habe:

> «Damals kam die Demenzfrage auf und wir beschlossen, eine Abklärung zu machen. Denn das war untypisch für dich, der du ja eigentlich immer die Landkarte in Person gewesen bist.»

Auch wenn in den Generativitätsdokumenten dafür gesorgt wird, dass – neben den Leitfragen und abgesehen von den ergänzenden Einwürfen der Angehörigen – eine einzige Erzählerstimme zum Ausdruck kommt, handelt es sich beim Erzählen doch immer um eine Mischung von eigenen Aussagen und fremden Gedanken, die Demenzbetroffene von anderswoher übernehmen. So tröstet sich Herr W. damit, dass sein Umfeld meint, seine Frau sei im Pflegeheim gut aufgehoben:

> «Alle sagen, dass sie zufrieden ist. Das ist für mich ein Trost.»

Teilweise werden auch Zitate aus der Literatur beigezogen, um die erlebte Wirklichkeit zu deuten. Ein Goethe-Ausspruch dient Frau L. als Spiegel von Gefühlen und mentalen Prozessen und bestätigt die eigene Erfahrung:

> «Goethe sagte einmal: Wenn es kriselt und man fällt hinunter in die tiefsten Tiefen, dann ist die Gesundheit danach eine höhere Gesundheit. Das habe ich als grosses Geschenk erlebt. Es ist mir danach eines nach dem anderem zugefallen.»

In diesem Sinne kann eine Person, die aus der eigenen Lebensgeschichte erzählt, auch auf die Referenztexte der Bibel Bezug nehmen. Frau L. bezieht sich nicht nur auf Goethe, sondern an zentraler Stelle auch auf das neutestamentliche Gleichnis vom barmherzigen Samariter:

> «Wichtig ist für mich aber auch das Gleichnis vom barmherzigen Samariter geworden [...]: Der Samariter sorgt und pflegt und macht ... Aber dann vertraut er den Verletzten einem Wirt an – und geht danach wieder seinen eigenen Weg. Das musste ich lernen.»

Ähnlich werden in den Erzählungen auch Rollenvorbilder genannt, zu denen sich ein erzählendes Ich in Beziehung setzt. Wie bei Frau P. kann diese Erzählstrategie einem positiven Vergleich dienen, der bei ihr selbst den Effekt der Nachahmung erzielt:

> «An eine andere Frau habe ich auch gute Erinnerungen. […] mich beeindrucken solche Menschen, ich war eher zurückhaltend und etwas unsicher.»

Der Vergleich kann aber auch in distanzierender Weise der eigenen Empörung Ausdruck verleihen. Im Blick auf ihre Mutterrolle grenzt sich Frau G. dezidiert von einer Lehrerin ihres Sohns ab, deren Erziehungsstil ihr missfällt:

> «Er musste als Strafe 100-mal in sein Heft schreiben: ‹Ich störe nicht in der Schule. Ich störe nicht in der Schule. Ich störe nicht in der Schule.› Das ist doch völlig stupide, so eine Strafaufgabe!»

Eine weitere perspektivische Besonderheit liegt in Passagen, die mit direkter Rede eine Stimmenvielfalt erzeugen. Sie beziehen sich nicht selten auf Schlüsselmomente der Lebensgeschichte, die mit einer besonderen emotionalen Intensität erzählt werden. Herr J. war auf seiner Reise in den Norden vor die Entscheidung gestellt, eine Anstellung im Gastgewerbe zu verlängern und damit auf die Weiterfahrt zu verzichten:

> «Etwa zweieinhalb Monate war ich dort, als die Besitzerin mir sagte: ‹Was wollen Sie, bleiben Sie hier. Ich zeige Ihnen, es geht!› Obwohl es in dieser Beiz eigentlich schön war, fand ich: ‹Nein, es geht nicht.› – Ich wollte weiterfahren.»

Durch direkte Rede werden Wendepunkte im Leben als lebendige Szene erzählerisch nacherlebt. So vergegenwärtigt sich der ehemalige Lehrer Herr J. den Augenblick, in dem ihm seine Tochter eröffnete, sie wolle die Sekundarschule bei ihm besuchen:

> «Ich weiss es noch, als wäre es gestern gewesen, als sie zu mir sagte: ‹Ich will zu dir in die Schule!› Das freute mich sehr.»

Sogar die feinen Reaktionen in der Kommunikation mit einem Haustier, im Beispiel von Herrn N. der Blick des treuen Hundes, werden dialogisch und mit Emphase aufgegriffen:

> «Nach der Hüftgelenk-OP ist der Hund an mir hochgesprungen, hat es dann aber sofort gemerkt und war vorsichtiger. Auch beim Spazieren. Vorher hat er immer gezogen, nachher aber immer zu mir geschaut: Kommt er? Dann habe ich schon gestaunt: Ist *das* ein Tier …»

Oft ist es auch die eigene Stimme, die mit einem Gedankenmonolog wiedergegeben wird. So schildert Herr N., wie er seine zukünftige Frau kennengelernt hat:

> «Da waren gerade drei Frauen am Skilift und ich habe gedacht, die können jetzt ja nicht zu dritt an einen Bügel und wenn ich es etwas geschickt mache, kann ich mit ihr fahren. Also habe ich ein wenig mit ihr geredet und bin mit ihr auf den Skilift gegangen. Und dann bin ich geblieben. Und sie auch bei mir.»

Frau S. formuliert im Gedankenmonolog ihre eigenen Wertvorstellungen und Wünsche aus der Perspektive der Angehörigen und regt damit deren Selbstreflexion im Sinne der Maieutik auf indirekte Weise an:

> «Ich wünsche unseren Kindern, unseren Nachkommen, dass sie sich bewusst sind, was sie bewirken wollen rund um sich, dass sie sich fragen: Wo sind die Menschen, die mich brauchen, und was brauchen sie? Wie kann ich sie so zusammenbringen, dass sie anfangen, miteinander zu reden?»

Perspektivenwechsel und Vorbilder, Zitate, direkte Rede und Gedankenmonologe machen die sprachliche Darstellung vielstimmig. Der Eindruck, den solche Erzählstrategien erwecken, entspricht einer Beobachtung von Lars-Christer Hydén, der untersucht hat, dass die Sprache von Menschen mit Demenz in besonderem Masse dialogisch aufgebaut ist: Im Zentrum steht nicht allein die eigene Perspektive, vielmehr ist diese immer auch in geteilte Lebensgeschichten eingeflochten. Für Betroffene, deren Lebenspartner und Angehörige werden Formen der narrativen Kooperation

wichtig, die zu einer Ausdehnung des Gedächtnisses in Gemeinschaft und
Zusammengehörigkeit führen.[189]

Dies gilt auch für schriftliche Zeugnisse autobiografischen Erzählens.
Wie letztlich auch beim «Lebensspiegel» die Verschriftlichung nicht von
der erzählenden Person selbst, sondern in einem redaktionellen Prozess
von fremder Hand vorgenommen wird, entstehen autobiografische Texte
von Menschen mit Demenz zumeist in Schreibgemeinschaften. Die Zusammenarbeit kann entweder in einer verborgenen Schreibassistenz bestehen, bei der die Erzählung durchgehend in der Ich-Form erfolgt. Oder
die Lebensbeschreibung kann in einem collageartigen Wechsel zwischen
Fremddarstellung und längeren Zitaten aus der Ich-Perspektive bestehen.[190]

Stilmerkmale: Brüche

Ohne auf die Eigenschaften einzelner Dokumente eingehen zu können,
möchte ich schliesslich unter einem stilistischen Blickwinkel darauf hinweisen, dass oftmals gerade an Schlüsselstellen die Linearität des Erzähl-
fadens unterbrochen wird. Es kommt zu Knotenpunkten, an denen sich
der Text durch überraschende Querbezüge, metaphorische Verschiebungen und Wortschöpfungen verdichtet oder sich ins Unbestimmte und
Vage öffnet.

Auffällig ist in den autobiografischen Dokumenten von Menschen
mit Demenz zunächst eine Fülle von Bildern, die als Metaphern, Vergleiche und Leitmotive die Erzählungen durchweben. Man erhält den Eindruck, dass autobiografisches Erzählen ganz grundsätzlich an Bilder an-
knüpft, genauer: an Metaphern und Vergleiche, die auf einer semantischen
Ebene innovativ wirken. Im Bemühen, das eigene Leben zu verstehen und
einzuordnen, werden nicht selten neue, kreative sprachliche Ausdrücke
und überraschende Sinnbezüge generiert. Frau C. beispielsweise, die in ihrer Erzählung vor dem Hintergrund ihrer zweisprachigen Biografie sowohl Deutsch als auch Englisch verwendet, mischt die beiden Sprachen

---

[189]   Vgl. Hydén, Narrative Collaboration, 347. Den Gedanken, dass für Betroffene und
deren Lebenspartner und Angehörige «narrative collaboration» wichtig wird, findet sich
auch in Maio, Den kranken Menschen verstehen, 196: «Das Verlangen, sich selbst zu verstehen, kann ohne Gegenüber nicht gestillt werden.» Zur Angehörigenperspektive vgl.
Bergman u. a., The meaning.
[190]   Vgl. Pilgram-Frühauf, Sterbende Erinnerungen, 173.

sogar im selben Satz und gestaltet den historischen Vergleich mit der «Queen of England» als *Code-Switching*:

> «Ich bin 1923 geboren, it was the same year as the Queen of England.»

Wechsel und unerwartete Wendungen auf der formalen Ebene des Erzählens brechen die Eindimensionalität der narrativen Selbstdarstellung auf. Augenblickshaft und überraschend lassen sie Sinn aufblitzen, indem sich destruktive und kreative Perspektiven der Sprache durchdringen, aus gewohnten Sinnzusammenhängen ausscheren und neue Bezüge knüpfen. Auch dort, wo sich beim Erzählen in Wortfindungsstörungen oder Erinnerungslücken die Folgen einer demenziellen Erkrankung bemerkbar machen, zeigt sich immer wieder auch die wortschöpferische Seite der Sprache, die verwandelnde Kraft der Imagination, in der sich kreativ und verändernd Sinn einstellt. Während Herr B. begeistert von der vermittelnden Rolle spricht, die er früher als Seelsorger ausübte, schafft er selbst ein neues Wort:

> «Das hat durchaus auch eine schöpferische Seite. Denn es gilt, in jeder einzelnen Begegnung das Vis-à-vis wahrzunehmen, das Gegenüber ernst zu nehmen und den Respekt vor der anderen Person und vor ihrer *riichigen* Geschichte auszudrücken.»

Das Adjektiv «riichig» existiert in der Schweizer Mundart nicht, ist aber im Kontext sofort verständlich. Herr B. unterstreicht damit sein damaliges Interesse am Gegenüber, an dessen *reichhaltigen* Lebenserfahrung und vielleicht auch an der *Richtigkeit* und Tiefe von Begegnungen, die ihn im Hier und Jetzt mit Staunen und Dankbarkeit angesichts der eigenen, *reichen* Lebensgeschichte erfüllen. Diese Kreativität, die in einer überraschenden Berührung zwischen den narrativen Ebenen, zwischen der Emphase eines staunenden Erzählers, der Lebensgeschichte und des sprachlichen Ausdrucks liegt, zeigt sich in einem anderen Dokument auch in einer expliziten Bezugnahme auf die Räumlichkeit, in der das lebensgeschichtliche Interview stattfindet. Frau S. bricht ihre Erzählung ab und schaut plötzlich auf ein Poster an der Wand, das ein Bild des Malers Félix Vallotton aus der Villa Flora in Winterthur zeigt:

«Die Sehnsucht nach dem Paradies. Das sagt auch mir sehr viel. Und da laufen zwei Menschen auf dem Sand vor dem Wasser. Es hat eine Bedeutung, dass sie sich dort treffen – das Miteinander als Botschaft, der man eine Chance geben muss, damit sie weitergeht und einen Sinn macht.»

Die Bildbeschreibung unterbricht die Lebensschilderungen so abrupt, dass der Gesprächszusammenhang bedroht wirkt. Die scheinbar abwegige Nebenbemerkung gewinnt aber einen so tiefgründigen Spiegeleffekt, dass sie im Generativitätsdokument nicht entfernt wird, sondern eine zentrale Funktion erhält: Die Bemerkung zum Bild an der Wand spiegelt nicht nur das im Gespräch mehrfach betonte Anliegen des «Miteinanders» zurück, sondern bestätigt, was die Erzählerin an einer anderen Stelle über sich selbst sagt:

«Es ist mir immer wieder gelungen, aus dem Augenblick heraus zu spüren, was wichtig, was anzupeilen ist.»

Der kurze Exkurs zum Bild an der Wand wird damit zu einem eindrücklichen, sinnlich-sinnhaften Beispiel von Selbstsorge.

Auch dem Humor kommt als Möglichkeit des kreativen Abstandnehmens eine befreiende Rolle zu. Er kann Spannungen, Widerstände, auch Enttäuschungen, die das Leben mit sich gebracht hat, zwar nicht aus dem Weg schaffen; er schenkt aber überraschend neue Zugänge, um sich mit ihnen auseinanderzusetzen und eine hoffnungsvolle Sicht auf die Dinge zu entwickeln. Dies illustriert eine metakommunikative Äusserung von Frau A.:

«Es gab aber auch Sachen, die ich nicht gut machte, im Fall. Ich bring jetzt nur Sachen, die ich gut konnte.»

In ähnlicher Weise setzt auch Herr J. Humor ein. Ohne den Schmerz auf die leichte Schulter zu nehmen, gelingt es ihm dank seiner humorvollen Erzählweise doch, sich nicht von ihm beherrschen zu lassen. Er bricht die Klage mit einer paradox anmutenden Wendung auf:

«Wenn es mir selbst einmal nicht so gut geht, dann sage ich gar nichts mehr. So wie im Januar, als ich mit dem Velo kurz gefahren und dann ausgerutscht und auf die Seite gefallen bin. Es ist jetzt einiges besser geworden, aber ich weiss nicht, ob es mit der Schulter wieder ganz gut kommt. – Es schmerzt einfach – wenn ich zum Beispiel jemandem mit der linken Hand eine Ohrfeige geben würde … [alle lachen]»

Auch Klagen, offene Fragen, Satzfragmente und Schweigen gehören zum Stil der autobiografischen Erzählungen. Sie können entweder den Wortfindungsstörungen im Prozess des Erzählens entspringen, wie es wahrscheinlich im folgenden Beispiel der Fall ist:

«Das gibt dann so eine Art wie … Man kommt immer ein wenig näher und man weiss nicht mehr, ob man das eigentlich auch schon einmal hatte und wo das gewesen ist.»

Oder die narrativen Zäsuren bringen den Schmerz angesichts lebensgeschichtlicher Kontingenzen und Brüche zum Ausdruck. In der Tatsache, dass es sich hier um artikulierte Leiderfahrung und nicht um stummes Ertragen handelt, liegt bereits ein Ansatz zur möglichen Verarbeitung des Schmerzes – auf jeden Fall ein Moment der Distanzierung und Befreiung. In den Ausführungen von Herrn W., dessen Frau bereits vor ihm an Demenz erkrankt ist, grenzen Leid und Freude, nur durch eine kurze Erzählpause getrennt, aneinander:

«Ich habe sie eine Weile lang gepflegt, aber sie wollte nicht, dass die Familie diese Aufgabe übernimmt. Es war schwierig, sie wegzugeben und loszulassen. Es ist traurig. Sie ist 10 Jahre jünger als ich. [schweigt] Im Moment ist es zum Glück recht gut. Wenn ich sie besuche, sitzt sie in ihrem Stuhl und schaut mich lange an. Ich kann mit ihr spazieren gehen. Das tut ihr, glaube ich, gut. Alle sagen, dass sie zufrieden ist. Das ist für mich ein Trost. Ich hoffe, dass das so bleibt und sie gut sterben kann. [schweigt] Und da sind natürlich auch noch die Kinder. [lacht] Sie sind gut geraten und leisten viel.»

Anfragen an die «gute Erzählung»

Die letzten Beispiele haben gezeigt: Die Nachdenklichkeit, die in der Klage und im Schweigen, aber auch in den Diskordanzen der Erzählung, den abrupten Übergängen und humorvollen Wendungen liegt, kann nur wiedergegeben werden, wenn narrative Brüche auch im schriftlichen Dokument Platz haben, wenn demzufolge die Auslassungen und das Schwei-

90

gen mit Anmerkungen zu para- und nonverbalen Elementen der Erzählung angedeutet werden. Am Schluss des Kapitels zu den Erzählstrategien stellen sich daher nochmals Anfragen an den «Editierprozess», der von der Transkription der gesprochenen Sprache zum verschriftlichten Generativitätsdokument führt. Chochinov räumt ihm eine zentrale Aufgabe ein und spricht vom «Aufräumen des Transkripts»: «Alles in einem Transkript kann editiert werden – von ganz dezenten bis zu sehr wesentlichen Änderungen.»[191] Nachdrücklich empfiehlt er, Wiederholungen zugunsten einer chronologischen Kohärenz der Erzählung zu entfernen und auch ganze Sätze und Abschnitte zu verschieben, um eine «optimale Reihenfolge» zu erreichen. Es könne sogar «problematisch sein, ein Generativitätsdokument zu lesen, das chronologisch nicht kohärent ist. Zeitlich Ungeordnetes kann das Dokument weniger zugänglich machen und erschweren, es nachzuvollziehen. [...] Dies derart zu gestalten, dass der chronologische Faden der Geschichte der Patienten nachvollzogen wird, sorgt für ein viel besser lesbares und kohärentes Dokument.»[192] Chochinov geht dabei von unausgesprochenen Prämissen im Blick auf eine «gute Erzählung»[193] aus, die kohärent und linear ein gelungenes Ende anpeilt. Welche idealisierenden Geschichten, die während einer würdezentrierten Therapie normativ zum Zug kommen, stehen hier im Hintergrund?

Während Chochinov vor allem Irritationen und Ungereimtheiten von Erzählungen aus dem Weg zu gehen scheint, sieht es Arthur Frank eher umgekehrt: Obwohl er das *storytelling* in schwerer Krankheit und am Lebensende ebenfalls für höchst bedeutsam hält, äussert er sich kritisch gegenüber Leitvorstellungen eines guten Erzählens am Lebensende, die normativ aufgeladen sind. So würden *stories* oftmals auch von institutionellen Interessen missbraucht: Erfolgsgeschichten fungierten als Gütesiegel medizinischer Systeme – und würden dadurch zu *tricksters*, die Leistungszwänge verstärken und Leiden und Not noch vergrössern können.[194]

Im breiten Angebot narrativer Ansätze herrscht ein personzentrierter, ressourcenorientierter Fokus vor, der zwar unterschiedliche Geschichten und Genres fördert, aber doch vom Ziel bestimmt ist, Lebensqualität zu garantieren. Lindqvist und sein Team weisen darauf hin, dass auch die Gattung der Generativitätsdokumente dieser Gefahr unterliegt und unter

[191] Chochinov, Würdezentrierte Therapie, besonders 149–160 («Aufräumen»), hier 151.
[192] A. a. O., 154f.
[193] A. a. O., 118.
[194] Frank, The necessity and dangers, 168ff.

Umständen zu einer belastenden Konfrontation des eigenen unperfekten Lebens mit kulturell sanktionierten Idealen inklusive Happy End führen kann; moralische Leitvorstellungen guten Erzählens verstärken dann das Gefühl, über gewisse belastende Erfahrungen eben *nicht* sprechen zu können.[195]

Insofern würde ich Artur Franks Vorschlag, sich für eine Vielfalt unterschiedlicher Erzählungen und Gegenerzählungen zu öffnen, um einer moralischen Verengung auf Erfolgsgeschichten entgegenzutreten,[196] noch erweitern: Es braucht auch eine Offenheit für die Brüche und Widersprüche *innerhalb* einer Erzählung. Mit einem Seitenblick auf moderne literarische Entwicklungen ist klar, dass niemand die Deutungshoheit über ein «gelungenes Ende» besitzt. Können assoziative Reihungen, zeitliche Sprünge, leitmotivartige Wiederholungen oder Erzählstränge, die ins Leere führen, nicht auch wichtige Botschaften enthalten, die auf Selbstsorge, Selbstinterpretation und Identität hindeuten? Was ist daran «misslungen», wenn jemand es schafft, Ungeordnetes und Ungereimtes auszuhalten und den Angehörigen offene Fragen statt moralische Schlussfolgerungen anzuvertrauen?

Auch wenn die Dokumente, die im Rahmen der *Dignity Therapy* entstehen, aufgrund ihrer generativen, adressatenbezogenen Ausrichtung verständlich sein müssen, ist eine Vielfalt weiterer Aspekte der narrativen Selbstsorge wahrzunehmen. Im Prozess der Verschriftlichung ist immer wieder zu fragen, wie die Gesprächsinitiativen und metakommunikativen Äusserungen der Demenzbetroffenen zur Geltung kommen. Anachronismen mit Vor- und Rückblenden können als narrative Gestaltungsmittel und interpretierende Elemente Raum erhalten, wie auch Dialogisches, Perspektivenwechsel und Schweigen ein mehrdimensionales Erzählen bereichern.

Motive der Selbstsorge im Erzählten

Mit der Frage «Was wird erzählt?» rückt das Erzählte in den Fokus. In der Versprachlichung begegnet uns immer schon eine Auswahl und Sortierung dessen, was wir in der alltäglichen Welterfahrung oft unstrukturiert

---

[195] Lindqvist u. a., Reflections, 45.
[196] Frank, The necessity and dangers, 172: «The best and perhaps the only remedy to the dangers of stories is openness to more stories.»

vorfinden. Das Erzählte kommt als ein bedeutungshaft organisiertes System bei uns an, das immer auch mit dem Blickwinkel des zuhörenden und lesenden Gegenübers zu tun hat und daher auch eng mit hermeneutischen Gesichtspunkten, hier also der Selbstsorge-Perspektive, verbunden ist.

Welche Ausdrucksformen der Selbstsorge zeigen sich nun also in der erzählten Welt? Die thematische Analyse folgt dem gerontologischen Bezugsrahmen «gelingenden Lebens» mit Demenz, den Andreas Kruse mehrfach vorgelegt hat. Er unterscheidet die Kategorien Selbstverantwortung, Mitverantwortung und bewusst angenommene Abhängigkeit:[197]

Selbstverantwortung liegt etwa vor, wenn Menschen mit einer beginnenden Demenz spätere Phasen gedanklich-emotional vorwegnehmen und ihre Erwartungen und Wünsche artikulieren. Sie spiegelt sich aber auch darin, wie Betroffene entsprechend persönlichen Wertvorstellungen, Bedürfnissen und Begabungen ihrem Alltag begegnen und sich damit identifizieren. Selbstverantwortung steht in einem engen Verhältnis zu Begriffen wie Selbstbestimmung, Selbstgestaltung, Selbstaktualisierung und kann als Selbstsorge im engeren Sinne aufgefasst werden.

In der Mitverantwortung kommen die Fähigkeit und Bereitschaft des Menschen zum Ausdruck, sich für andere zu engagieren, sich in die Situation anderer Menschen hineinzuversetzen und den sozialen Lebensraum mitzugestalten. Darin zeigt sich eine grundlegende Zugehörigkeit des Menschen, die in mittleren und späten Lebensphasen dem Bedürfnis der Generativität entspricht.

Mit der Kategorie der bewusst angenommenen Abhängigkeit ist eine aktive Kraft gemeint, die ein Sich-Anvertrauen an andere ohne Verbitterung zulässt. Sie ist nicht mit einem resignierten Klein-Beigeben gleichzusetzen. Andreas Kruse umschreibt damit vielmehr die Erkenntnis, dass Menschen grundsätzlich aufeinander angewiesen sind.

Wie in Kapitel I deutlich wurde, enthält der Begriff der Selbstsorge seit seiner Verwendung in der antiken Philosophie alle drei Aspekte in vielfach abgemischten Spannungsverhältnissen. Die drei Bereiche zeigen sich auch in den autobiografischen Erzählungen von Menschen mit Demenz.

---

[197]   Vgl. zum Folgenden: Kruse, Lebensphase hohes Alter, 335f.

Selbstverantwortung

Wenn der Zugang zur Identität, die Paul Ricœur als zeitliches Konstrukt der «Selbigkeit» beschrieben hat, durch Erinnerungsverluste bedroht ist, rücken in frühen Stadien von Demenz Selbstsorgestrategien in den Fokus, die bei Kindheitserinnerungen und prägenden Erfahrungen anknüpfen. In einer frühen Phase mit Demenz stärkt der lebensgeschichtliche Rückblick das Selbstgefühl. Er ist identitätsbildend und weist in seiner emotionalen Intensität und seiner Bildhaftigkeit oftmals auf eine spirituelle Dimension hin. Herr B. erzählt:

> «Was mir ganz wichtig ist: zu merken, dass ein Grundvertrauen in mir gewachsen ist, und zu spüren, dass ich geborgen bin vom Ursprung her. Diese Erfahrung ist für mich auch mit Bildern verbunden: mit einem Garten, der für meine damaligen Begriffe, aus der Sicht des kleinen Kindes, riesig war. Alles wuchs. In einem kleinen Bassin plätscherte das Wasser. Besonders beeindruckt haben mich die grossen Bäume. Es waren altgewachsene Bäume, die im Herbst ihre Blätter fallen liessen. Der Frühling brachte dann aber jeweils wieder neues Grün und viel Üppiges hervor. Und überall bot sich für mich die Möglichkeit, darin zu spielen. Es war für mich ein richtiges Paradies, eine wunderschöne Grunderfahrung von Daheim-Sein.»

Mit Erinnerungen aus der eigenen Kindheit legt Herr B. ein existenziell-spirituelles Fundament frei. Er besinnt sich darauf, woher er kommt, wo er sich aufgehoben und geborgen fühlte – und wo dieses Gefühl auch jetzt noch verwurzelt ist. Mit der Symbolik des Wassers, der alten Bäume und des frühlingshaften Grüns werden in diesem Beispiel Motive des Lebens präsent, die vom Glück der Kindheit zeugen und bis in die Gegenwart des Erzählens «Grunderfahrungen von Daheim-Sein» vermitteln.

Beim Nachdenken darüber, was im Leben von Anfang an getragen hat, nimmt Frau P. die Frage auf, wohin das Leben führe. Sie versetzt sich in eine Zeit zurück, als sie als Mädchen auf «Rollenvorbilder von so richtig starken Frauen» reagiert habe. Die von einem katholischen Umfeld geprägte Spiritualität hat sich in ihrem Wunsch niedergeschlagen, «heilig zu werden». Das Wohin ist geprägt von der Perspektive des mädchenhaften Hoffens und Werdens, das auch die Gegenwart belebt:

«Dann, wahrscheinlich in der 3. Klasse, wurden wir gefragt, was wir einmal werden möchten. Damals habe ich gedacht, ich müsse ganz ehrlich sein, und habe geschrieben: ‹Ich will heilig werden.› […] Ich wollte einfach ein guter Mensch werden. Ich bin in einer Region aufgewachsen, wo die Menschen die Religion gelebt haben. Wir sind katholisch aufgewachsen und als Kind hat man das alles einfach übernommen und ich habe all das aufgesogen. Das war damals von Bedeutung. […] Wir hatten eine Tageszeitung, in der ich jeden Tag in einem Roman weitergelesen habe […]. Es war eine Geschichte über Frauen und deren Glaube. […] dann habe ich mir vorgestellt, ich werde auch einmal eine Klosterfrau, bekomme ein Pferd und reite durch die Landschaft. [lacht] Mädchenträume.»

Allerdings gilt auch für den Bereich der Spiritualität: Erinnerungen aus der eigenen Kindheit sind nicht immer nur mit Glück getränkt und mit tragenden und orientierenden Ressourcen verbunden, sondern können auch belastende Erfahrungen enthalten. Der Rückhalt in einer Religion kann auch durch Zwänge und Vorstellungen getrübt sein, die Herrn N. als Kind Angst eingeflösst haben:

«Religion war sehr wichtig bei uns in der Familie, wir haben sehr viel gebetet, vor und nach jeder Mahlzeit, bei den Grosseltern haben wir abends nochmal den Rosenkranz ein-, zweimal durchgemacht und als ich dann im Bett gelegen bin, habe ich nochmal für mich gebetet. Man hat uns immer Angst gemacht, dass man in die Hölle kommt. Das war schon sehr quälend in der Jugend. […] Einmal haben meine Eltern mich und meinen Bruder beim Kloster angemeldet, weil wir nicht gebeichtet hatten. Dann mussten wir morgens um halb fünf vor der Arbeit noch beichten gehen. Das war schon sehr streng katholisch. Aber ich habe es überwunden.»

Es scheint, dass Herr N. gerade dadurch Selbstverantwortung übernimmt und Selbstsorge übt, dass er religiöse Bräuche und Praktiken wie das Beten meidet. Das heisst aber nicht, dass bezüglich der Selbstsorge im spirituellen Bereich ein Vakuum entstanden ist: Wenn ihn etwas beschäftige, gehe er zwar nicht in die Kirche, nehme aber den Heimweg durch den Wald, wo er zur Ruhe kommen könne. Die Abgrenzung zur religiösen Tradition ist für ihn Ausdruck dafür, Zugang zu einer Spiritualität gefunden zu haben, mit der er sich identifizieren und selbstverantwortlich umgehen kann.

In frühen Phasen von Demenz sind die Spuren der Identität im zeitlichen Verlauf nachvollziehbar. Herr W. äussert das Bedürfnis, diesen zu folgen und eine Sammlung wichtiger Gedanken und Lebenszeugnisse anzulegen:

«Ich arbeite an meinem Curriculum. Alte Dokumente durchzusehen, zurückzuschauen und Notizen zu machen, ist für mich momentan ein wichtiges persönliches Projekt.»

Erinnerungsbilder werden gepflegt, um Erlebnisse aus der Vergangenheit in eine Art «Zeitkapsel» zu füllen und zu bewahren. So können sie auch im Sinne der Generativitätsdokumente an andere weitergegeben werden. Andererseits helfen Erinnerungen dabei, «momentan» und im Augenblick, die Identität zu stärken und sich seiner selbst zu vergewissern. Darüber hinaus lautet eine Grundbotschaft, die viele Erzählerinnen und Erzähler aus ihrer Lebensgeschichte ableiten, offen zu bleiben für das, was das Leben in der Gegenwart und nahen Zukunft bereithält.[198] Lebenspraktisch zeigt sich die Offenheit in vielfältigen Selbstsorgetechniken und -bezügen, die sämtliche Dimensionen des Menschseins – Physisches, Emotionales, Soziales und das Spirituelle – umfassen können. Einige Personen verbinden sie mit dem Freiheitsgefühl körperlicher Beweglichkeit und sportlicher Betätigung, erwähnen in diesem Zusammenhang manchmal auch frühere Reisen, die quer durch Europa oder nach Indien geführt und neue Horizonte erschlossen haben. Andere erleben Neugier, wenn sie kulturelle Anlässe besuchen, an ein Konzert oder ins Theater gehen oder selbst regelmässig an Chorproben teilnehmen können. Die eigene Identität wird auch im Austausch mit anderen Menschen und in der Natur lebendig erhalten. So möchten manche Erzählerinnen und Erzähler möglichst viel Zeit mit den Enkeln verbringen. Andere staunen, wie viel sie von Tieren und Pflanzen lernen können oder äussern Freude am Garten und an Blumen, die gedeihen. Erwähnt werden schliesslich auch die Verbundenheit zur Kirche und ein ökumenisch offener Glaube, der mit tragenden Werten

---

[198] Die Offenheit zeig sich auch in Selbstzeugnissen von Menschen mit Demenz, die Lisa Snyder aufgezeichnet hat: «Ich bin offen für Neues, und ich lerne ständig. Das ist besser, als sich zurückzuziehen und gar nichts mehr zu unternehmen. […] Ich bin pragmatisch. Pragmatisch zu sein ist meine Religion.» (Snyder, Wie Alzheimer sich anfühlt, 151f.) Insbesondere der Hinweis auf «meine Religion» deutet darauf hin, dass die offene Haltung im Umgang mit der gegenwärtigen Situation als Form spiritueller Selbstsorge zum Zug kommt.

und hoffnungsvollen Ritualen verbunden ist und für Frau O. bei der Kindererziehung oder in Zeiten der Krankheit geholfen hat:

> «Wenn wir es von Werten haben, dann finde ich, hat mich der Glaube sehr
> geprägt. Ich fühle mich getragen. Ich wurde auch so erzogen. Die Rituale
> bedeuten mir viel. Als es meinem Mann so schlecht ging, brannte immer
> eine Kerze im Wohnzimmer. Mein Mann ist reformiert, aber wir haben dies-
> bezüglich nie Probleme. Die Kinder sind katholisch aufgewachsen. Der hei-
> lige Antonius hilft uns sehr. Sein Opferstock bekommt immer einen Geld-
> betrag von mir. Dies geschieht auch, wenn jemand aus dem Bekanntenkreis
> krank ist.»

Vor dem Hintergrund des persönlichen Glaubens rückt bei Frau F. die
Haltung der Offenheit nochmals in ein neues Licht. Die Offenheit ist bei
ihr zutiefst mit dem Grundgefühl der Dankbarkeit verbunden, die sich im
Gebet an Gott richtet und die Identität gerade dadurch stärkt, dass sie
diese nicht zu einer selbstverständlich gegebenen, erwartbaren Grösse reduziert, sondern auf Neues und – im Sinne von Ricœurs Begriff der
«Selbstheit» – auch auf Fremdes und Ungewohntes hin öffnet:

> «Abschliessend will ich nur sagen, dass ich dem Herrgott dankbar bin für
> alles Schöne, das ich erleben durfte, und für alles Schwere, wo er mir gehol-
> fen hat, es zu verarbeiten. Und dafür, dass ich jetzt mit offenen Augen und
> mit offenen Ohren weiter durch das Leben gehen werde und auch weiterhin
> offen bin für Neues. Ich bin eben nicht so ein 08/15-Mensch.»

In bildhafter, humorvoller Sprache fasst Herr B. das, was er unter Offenheit versteht, so zusammen:

> «Ich möchte dem, was mir begegnet, keine Etikette anhängen, es nicht ein-
> fach in irgendeine Schublade schieben und denken, es gehört in dieses Fäch-
> lein oder jenes Fächlein. […] Ich möchte jetzt nicht einfach ‹zumachen›,
> sondern eben versuchen, es besser zu verstehen, als ich es bis jetzt getan
> habe. Und da kann man ja immer dazulernen, das ist klar. Dafür ist es auch
> nie zu spät. [schmunzelt]»

Die neugierige und auf Entwicklung ausgerichtete Offenheit mündet bei
ihm abschliessend in die Metapher des «grossen Lebensstroms» und wird

so im Zeichen der Mitverantwortung auch zum Wunsch für die Angehörigen:

> «Das möchte ich gerne weitergeben: diese Offenheit für die verschiedensten Dinge, für die Erfahrungen von anderen und für das, was sich in mir selbst verändert, was stagniert oder was sich weiterentwickelt im grossen Lebensstrom.»

Mitverantwortung

Dass auch Mitverantwortung als ein zentrales Element der Selbstsorge ins Gewicht fällt, zeigt sich in den Generativitätsdokumenten auf vielfältige Weise. Ähnlich wie im Bereich der Selbstverantwortung können Formen der Mitverantwortung als Teil der Lebensgeschichte erzählt werden oder zur Auseinandersetzung mit der gegenwärtigen Situation beitragen.

Rückblickend hat Mitverantwortung zumeist mit beruflichen und elterlichen Rollen zu tun. Die Erzählerinnen und Erzähler verfügen über Expertisen in Pflege und Medizin, Unterricht und Seelsorge und erläutern auf eindrückliche Weise, wie sich ihnen ihre Berufe unter der Perspektive der Mitverantwortung mit Sinn füllten. Wie bei Herrn B. gehört dazu oftmals ein feines Gespür für die Bedeutsamkeit der Begegnung, das sich in einem kommunikativ und hermeneutisch sensiblen Umgang mit dem Gegenüber äussert:

> «Dabei habe ich die Fähigkeit entwickelt, zuzuhören, zu schauen und immer wieder auch nachzufragen: Habe ich das richtig verstanden und was machen wir daraus?»

Unter dem Aspekt der Mitverantwortung werden Interaktionen beschrieben, in denen sich die erzählende Person aktiv und kreativ einbringt, um andere zu unterstützen, daraus aber selbst Befriedigung gewinnt und gegenseitiges Vertrauen erlebt. So betont Herr W., ein ehemaliger Arzt:

> «Ich bin gerne zu den Menschen gegangen, um mit ihnen zusammen eine Lösung zu finden. Es haben sich auf diese Weise auch wertvolle Freundschaften ergeben.»

Noch deutlicher betont Frau G., eine ehemalige Krankenschwester, dass Formen der Mitverantwortung mit einem wechselseitigen Geben und Empfangen verbunden sind:

> «Mir war es wichtig, den einzelnen Menschen, der vor mir steht oder liegt, kennenzulernen. Vielleicht ist das jemand, der eine gute Ausbildung hat, der viel schlauer ist – und ich kann so von seinen Erfahrungen lernen.»

Die Bereitschaft, Verantwortung für andere zu übernehmen und sich für das Gemeinwohl zu engagieren, ist auch bei Menschen ausgeprägt, die im Lauf ihres Lebens pädagogische Berufe ausgeübt haben. Frau S., eine Sprachlehrerin, erzählt wie folgt von ihrer Berufswahl:

> «Sprachen zu lernen und mich in verschiedenen Sprachen zu bewegen, das war für mich wichtig. Das habe ich gebraucht. Ich konnte damit anderen Menschen begegnen und etwas bei ihnen bewirken.»

Unabhängig von Rollenwechseln, die das Leben mit Demenz und zunehmender Abhängigkeit mit sich bringt, nährt Frau S. während des Erzählens die Freude über die Mitverantwortung, die sie als Lehrerin täglich wahrgenommen hat. Sie wird eine Ressource, die auch die Abgründe in der Gegenwart überspannt:

> «Ich sah meine Aufgabe darin, ein Geländer rundherum zu bauen, so dass niemand hinunterfällt und alle die Möglichkeit haben, sich zu äussern und zu sagen, was ihnen wichtig ist.»

Ein paar Abschnitte weiter bezieht sich die Sensibilität für sprachlich-kommunikative Verantwortung im gegenseitigen Austausch auch auf die schriftliche Sprache. Präzise verbindet Frau S. ihr dialogisches Anliegen mit einem wirkungsästhetischen Ansatz, wenn sie Texte als kommunikative Vorgänge auffasst, die auf einer Interaktion mit den Leserinnen und Lesern beruhen:

> «Von dem Moment an, wo ich anfange, etwas zu schreiben, bin ich nicht nur für mich selbst verantwortlich, sondern auch für diejenigen, die es lesen. Ich richte mich an die Leserinnen und Leser mit der Haltung: ‹Das ist meine Meinung. Was denkt ihr?›»

In den Generativitätsdokumenten wird immer wieder auch die Verantwortung der Kindererziehung thematisiert, die oftmals über die Erinnerungen an die Lebensphase mit eigenen Kindern hinausgeht und sich bis in die Gegenwart hinein ausdehnt. Im Blick auf die aktuelle Familiensituation stehen für Frau F. Enkel und Urenkel, aber auch die eigenen Söhne und Töchter im Zentrum. Auch sie betont die Verquickung von Gegenwart und Vergangenheit und die Gegenseitigkeit: Die Familie «kümmert» sich um sie, zugleich ist es ihr wichtig, ihren Sohn «besuchen zu können»:

> «Meine Familie war und ist mir immer noch sehr wichtig. Wir haben auch sieben Enkelkinder und zwei Urenkel. Das hat mir immer viel bedeutet, auch heute noch. [...] Ich bin stolz auf meine Familie und auf alles, was sie erreicht haben. Und dass sie sich immer noch um mich kümmern. Ich glaube, wir haben eine gute Familie gegründet und ich freue mich jetzt darauf, meinen jüngsten Sohn jetzt in Brasilien besuchen zu können. Das ist schon sehr toll!»

Frau G. leitet aus den Erfahrungen mit eigenen Kindern pädagogische Ratschläge ab, die sie im Zeichen der Generativität der nächsten Elterngeneration erteilt. Das Generativitätsdokument ermöglicht es ihr, die Mitverantwortung, die sie früher gepflegt hat, zu reflektieren und als wertvolle Lebenserfahrung weiterzugeben:

> «Diesen Rat kann ich anderen mitgeben: Es ist wichtig, an der Schule mitzuarbeiten, wenn man Kinder hat. Und ich meine damit: gratis mitarbeiten, an Elternabende gehen und sich austauschen, sich dafür interessieren, was die Kinder in der Schule machen. Auch: mithelfen, z. B. wenn die Kinder Sport treiben. Oder in der Pause schauen, dass sie etwas spielen, den Gemeinschaftssinn fördern und mit ihnen etwas planen und unternehmen, damit sie gut beschäftigt sind und nicht immer nur am Handy spielen, damit sie soziale Kompetenzen erwerben ... Das denke ich, ist heute wirklich wichtig.»

Die Mitverantwortung zeigt sich auch im nachbarschaftlichen Umfeld. Auf die Frage, welche Hoffnungen und Wünsche jemand für andere Menschen hegt, spricht Frau A. den Kontakt zu den Nachbarn an, den sie in Nähe und Verbundenheit, aber auch mit der nötigen Distanz und Freiheit mitgestaltet:

«Ich habe Kontakt, aber nicht übertrieben; wenn jemand ein wenig Hilfe braucht oder etwas, kann man mich ruhig fragen. Wir unterstützen uns gegenseitig. Wenn ich es nicht kann, dann sage ich: ‹Nein, das überfordert mich. Das geht nicht.»

Im Generativitätsdokument von Frau G. kommen schliesslich auch die neuen Kommunikationsformen im Bereich der Social Media zur Sprache. Sie interessiert sich zwar dafür, zieht aber im Bedürfnis, für andere Menschen da zu sein, dezidiert den direkten Kontakt «von Angesicht zu Angesicht» vor:

«Ich habe in meinem Leben vielleicht dreimal auf Facebook geschaut, wer ein Profil hat. Wir kennen Menschen, die da vertreten sind. Dann habe ich gedacht, ich hätte vielleicht eine Nachricht. Und wenn ich dann nachsehe und lese, was erzählt wird, dann könnte ich mir die Haare ausreissen. Mir gefällt das nicht. Lieber helfe ich jemandem im Tram, zum Beispiel einer alten Dame mit der Tasche. So ‹in echt›, von Angesicht zu Angesicht. Das ist mir wichtiger als dieser künstliche Mist!»

Dass Mitverantwortung über eine aktiv beratende Rolle im familiären Bereich oder die Hilfeleistungen im Quartier hinausgeht und auch dann noch geübt werden kann, wenn eine demenzielle Erkrankung fortschreitet, zeigen eindrücklich folgende Äusserungen. Für Herrn J. besteht Mitverantwortung darin, die Angehörigen mit guten Wünschen zu begleiten:

«Zu meiner positiven Einstellung gehört es, zu wissen, dass es den anderen gut geht.»

Auch Frau L. drückt aus, dass Mitverantwortung trotz der Angewiesenheit auf andere möglich ist. Dadurch, dass sie Interesse am Engagement jüngerer Generationen bekundet, partizipiert sie weiterhin an gesellschaftlichen Entwicklungen, anerkennt gleichzeitig ihre beobachtende Rolle und gestaltet so den Übergang zur bewusst angenommenen Abhängigkeit:

«Seither muss ich immer mehr abgeben, das Steuer buchstäblich übergeben ... Und es ist auch schön, zu sagen: ‹Jetzt seid ihr dran. Aber ich bleibe hinten noch ein wenig sitzen. Ich schaue noch ein wenig, was ihr macht.»

Bewusst angenommene Abhängigkeit

Beim thematischen Schwerpunkt der bewusst angenommenen Abhängigkeit fallen zunächst Aussagen ins Gewicht, die auf einer grundsätzlich anthropologischen Ebene anzeigen, dass der Mensch nicht alles aus eigenen Kräften schafft, sondern in einem Beziehungsnetz aufgehoben und immer schon auf andere Menschen angewiesen ist. Frau S. deutet darauf hin, dass solches Bewusstsein in der Sorge um sich hilft, Zeiten, in denen Abhängigkeit zunimmt, einzuordnen und zu ertragen – um in der jeweiligen Situation auch wieder neue Möglichkeiten der Mitgestaltung zu entdecken:

> «Wichtig ist mir je länger je mehr geworden, dass vieles gegeben ist und einem durch die Menschen rundherum zukommt. Vieles beruht gar nicht so sehr auf einer persönlichen Leistung. Jeder Mensch lebt zu einer ganz bestimmten Zeit mit den entsprechenden Möglichkeiten und Grenzen, aber auch mit der Notwendigkeit, über diese Grenzen hinauszuschauen und sich selbst einen Platz zu geben im eigenen Leben. Dann fängt man auch an, zu überlegen, was man von sich weitergibt. [macht mit den Armen eine öffnende Bewegung]»

Die Erkenntnis einer grundsätzlichen Begrenztheit und Angewiesenheit auf andere bezieht sich in den lebensgeschichtlichen Erzählungen vorwiegend auf das Zusammenleben in der Familie, das von Anfang an auch mit Einschränkungen verbunden war. So betont etwa Frau O.:

> «Wir haben uns bewusst für Kinder entschieden, im Wissen darum, dass wir dadurch auch auf anderes verzichten.»

Unter der fürsorglich-familiären Perspektive, die man in der Elternrolle einnahm, erkennen viele, dass sie auch bei zunehmender Bedürftigkeit von einem grösseren Rahmen des Füreinander-Daseins gehalten ist. Statt in der Abhängigkeit Scham- und Schuldgefühle zu entwickeln, hilft ihnen diese Einstellung, das Familiengefüge als ein Ganzes zu sehen, das von Gegenseitigkeit getragen ist. Herr W. hält fest:

> «Füreinander da zu sein und zu merken, wenn jemand etwas braucht, ist wichtig im Leben. – Das spüre ich jetzt ganz besonders, wo ich allein bin. Meine Tochter kommt meistens samstags oder sonntags und kocht – sie

kocht sehr gut. Und das Essen reicht dann noch für Montag und Dienstag.
Dafür bin ich ihr dankbar.»

Neben der Dankbarkeit dafür, in der eigenen Familie aufgehoben und von
den Angehörigen umsorgt zu sein, hilft Frau R. aber auch die Genugtuung
darüber, sich früher einmal für die «Gemeinschaft» eingesetzt zu haben:

> «Am dankbarsten bin ich, dass ich eine gute Familie und einen lieben Mann
> habe. […] Die Zusammengehörigkeit in der Familie gab und gibt mir sehr
> viel. Da habe ich viel investiert. Schön, dass schon länger die Kinder die
> Initiative ergreifen, dass wir uns hin und wieder zu einem kleinen Fest tref-
> fen. Gemeinschaft pflegen macht mir Freude. Wir verbrachten jetzt bereits
> zweimal die Ostertage gemeinsam.»

Solche Anpassungsleistungen im Blick auf Abhängigkeiten und Einschränkungen werden nicht selten von Humor unterstützt. So erzählt Herr J.:

> «Ich nahm den Zug, denn im letzten Herbst habe ich das Auto an [meine
> Enkelin] weitergegeben. Ich habe ja ein GA [Generalabonnement] der SBB
> und damit könnte ich aufs Matterhorn hochfahren – mit dem Auto aber
> nicht. Warum brauche ich also beides?»

Im Hintergrund können aber auch allgemeine Maximen stehen: «Man
muss das Leben nehmen, wie es ist.» – «Wir sind Menschen, keine göttlichen Wesen.» – «Die Zeit geht an nichts und niemandem spurlos vor-
über.»[199]
        Wenn Abhängigkeit bewusst angenommen wird, stehen also nicht
nur die zwischenmenschlichen Beziehungen im Vordergrund. Letztlich
geht es auch um eine grundsätzliche Empfänglichkeit des Menschen. Sie
kann auch den Kern des Glaubens und der spirituellen Überzeugung
bilden, dass nicht alles der eigenen Leistung zu verdanken ist, dass die

---

[199]   Solche Sätze sind auch in den Interviews zu finden, die Lisa Snyder mit Alzheimer-
patienten und -patientinnen geführt hat: «Ich habe die Alzheimer-Krankheit akzeptiert,
aber ich wehre mich noch ein wenig dagegen. Ich akzeptiere sie, weil ich nichts dagegen
tun kann. Sie gehört zu den Dingen, die ich einfach hinnehmen muss. Ich finde meine
Einstellung ganz gut. Ich quäle mich nicht mit stunden- und tagelangem Grübeln herum.
Ich lebe mein Leben und tue, was zu tun ist. Und im Grossen und Ganzen habe ich ein
ziemlich gutes Leben.» (Snyder, Wie Alzheimer sich anfühlt, 51 f.)

eigene Kreativität aber gerade im Unverfügbaren auch wachsen kann. So beschliesst Frau L. ihre Erzählung mit einigem Staunen:

> «Es gehört für mich etwas Existenzielles dazu, und auch eine spirituelle Ebene. Ich spüre sie manchmal – und habe sie immer wieder gespürt, zum Beispiel während oder auch am Schluss eines Referates, wenn eine dichte Stille da war: Ich bereite das Referat vor und gebe mir Mühe, aber dann kommt nachher etwas ganz anderes auf mich zurück. Das ist die Resonanz. Ich habe sie immer wieder erlebt und sie hat mir geholfen. [...] Staunen ist das richtige Wort. Es ist ein Staunen, was ein Leben werden kann, auch wenn man es nicht so plant, sondern aufnimmt, was kommt.»

Passivität und Schweigen

An Kruses Kategorien der Selbstverantwortung, Mitverantwortung und der bewusst angenommenen Abhängigkeit fällt auf, dass sie einen deutlichen Hang ins Aktive haben – die ersten beiden freilich etwas stärker als die dritte. Aber auch die bewusste Annahme von Bedürftigkeit impliziert, dass jemand mit sich selbst und seiner Krankheit ins Reine kommt. Zwar haben sich alle drei Kategorien in den Generativitätsdokumenten bestätigt: Die Erzählerinnen und Erzähler bewältigen ihre Situation immer wieder neu durch facettenreiche Strategien der Selbstsorge, die leibliche, emotionale, soziale und spirituelle Aspekte der Selbst- und Mitverantwortung und des Bewusstseins von Abhängigkeiten widerspiegeln. Allerdings weisen sie noch auf einen anderen Bereich der narrativen Selbstsorge hin, der in Kategorien «gelingenden Lebens» mit Demenz ausgeklammert wird, aber dennoch fragen lässt: Liegt darin nicht auch Selbstsorge, wenn sich jemand auch der Angst vor Abhängigkeit und unvermeidlichen Verlusten stellt und sie zum Ausdruck bringt? Was ist mit den Brüchen, den dunkleren Nischen, den ungerundeten Ecken und klaffenden Abgründen der Erzählungen?

Im Blick auf die Generativitätsdokumente fällt auf, dass die Angst selten allein kommt, sondern sich im Vergleich mit vergangenem Glück einstellt.[200] So treten die narrativen Wendungen meist plötzlich ein, der Schmerz klafft abrupt auf. Verbreitet ist das kontrastive Muster zwischen

---

[200] Vgl. Snyder, Wie Alzheimer sich anfühlt, 68: «Ich war früher so ‹auf der Höhe›. Ich konnte alles schaffen, was ich sollte. Ich habe sogar ein Haus gebaut. Jetzt könnte ich das alles nicht mehr.»

früher und heute, das mit einem Lob vergangener Zeit und der Klage über die Verunsicherungen der Gegenwart zusammenfällt. Es stützt sich auf ein chronologisch-kohärentes Identitätskonzept, das als zerbrechlich erlebt wird. Die Erinnerungen an die unbeschwerte Zeit sind noch da, aber in ihnen und durch sie spiegelt sich eine Sehnsucht, die den Schmerz des gegenwärtigen Erlebens zu kompensieren sucht. Gleich zu Beginn des Generativitätsdokuments von Frau G. mündet der Schmerz in Angst:

> «Als ich jung war und bis ungefähr 50 Jahre, da habe ich mich am besten gefühlt. Nachher sind verschiedene kleine gesundheitliche Probleme gekommen. Und jetzt geht es um das Alter. Auch das ist ein neuer Lebensabschnitt. Jetzt sind wir älter geworden und ich habe ein grosses Problem. Das macht mir Angst.»

Im weiteren Verlauf des Erzählens wird der Schmerz nur noch in der schwächeren Form eines Bedauerns laut:

> «In meinem Leben war und ist mir der Garten wichtig. Ich bin einfach gern draussen. Ich rede manchmal mit meinen Bäumen. [lacht] Wir sind auch viel in der Welt herumgereist. Wir hatten ein schönes Leben. Wir haben bis vor kurzer Zeit einfach sehr viel Glück gehabt. Jetzt muss ich mich damit abfinden, wie es ist. Das ist nicht einfach, gerne würde ich noch immer jeden Tag aktiv sein.»

Die Angst und Ohnmachtsgefühle, die angesichts der Erkrankung überhandnehmen, werden auch mit Sprachlosigkeit verbunden. Während des Gesprächs kommt es zum Paradox, über eine Erfahrung zu sprechen, die sprachlos macht. Einige Personen weisen sogar explizit darauf hin, zum Beispiel Herr T.:

> «Es tut weh, zu spüren, wie meine Frau und ich krank sind. Ich weiss nicht wieso, aber ich zeige den Schmerz zu wenig. Es ist alles da drin! Ich finde die Worte nicht dafür!»

Die Sprachlosigkeit angesichts der Verlusterfahrungen und Ungewissheiten kann sich auf einer spirituellen Ebene auch als Wut gegen einen ungerechten Gott[201] oder in der Warum-Frage[202] manifestieren oder in Schweigen münden.

Grenzen des Erzählens?

Um noch etwas genauer auf die Grenzen verbaler Sprache und die spirituelle Dimension der Selbstsorge zu schauen, werde ich im Folgenden längere Passagen aus dem Dokument von Frau L. zitieren.

Angst und spirituelle Selbstsorge

«Jetzt merke ich seit ein paar Tagen, dass die Demenz zunimmt ... [schweigt] Ich weiss nicht, was dann wäre, wenn es sich rasch verschlechterte. Dafür wäre ich zum jetzigen Zeitpunkt noch nicht bereit. Geht alles verloren? Wer werde ich sein? [...] Es bleiben Fragen ohne Antworten. Was ist dann noch im Menschen drin von dem, was ich jetzt als Spiritualität bezeichne?»

Im Dreh- und Angelpunkt dieser Passage steht die Angst, sich selbst zu verlieren. Mit Gesprächspausen und der Erwähnung von «Fragen ohne Antworten» scheint die Erzählung, die sich der von Demenz bedrohten Gegenwart angenähert hat, an dieser Stelle ins Leere zu laufen, ähnlich wie auch die Zukunft mit Demenz viele Ungewissheiten verbirgt. Etwas später im Gespräch stellt sich Frau L. der Angst aber erneut und versucht, sie noch genauer zu benennen:

«Was ich noch sagen möchte, ist dies: Ich habe Angst, mich zu verlieren und eine Last zu werden. [traurig, zitternde Stimme] Ich meine nicht nur das

---

[201] Vgl. Snyder, Wie Alzheimer sich anfühlt, 99: «Es gibt keinen Plan, der festlegt, wer sie [die Alzheimer-Krankheit] bekommt und wer nicht. Es macht alles keinen Sinn. Und wenn es jemanden gibt, der einen Einfluss darauf hat, dann sollte er seinen Job besser machen. Das ist ganz ganz schlampige Arbeit! [...] Ich glaube schon, dass es Menschen gibt, die damit wirklich gut zurechtkommen. Aber nicht ich. Ich will weinen und jammern und um mich treten!»

[202] Die klassische Frage, die ohne Antwort bleibt und sich theologisch als Theodizee-Problem ausformuliert, ist die Warum-Frage. Vgl. a. a. O., 71: «Ich vergesse ständig etwas! Die Vergesslichkeit bestimmt die Hälfte des Tages! Ich glaube, jeder vergisst mal etwas, aber Menschen mit Alzheimer leiden mehr unter dem Problem, und wir regen uns mehr darüber auf. Ich frage mich immer: ‹Warum ich? Warum vergesse ich all diese Dinge?›»

Körperliche, dass man mich vielleicht einmal waschen muss. Nein, das ist
es, glaube ich, nicht. [Stille] Es ist schwierig, darüber zu reden, aber der Persönlichkeitsverlust ist das, was vor allem bedroht. Gibt es dann noch irgendetwas, was beheimatet? Hat das Leben dann noch einen Sinn? Solche Gedanken sind als Angst da.»

Spirituelle Selbstsorge wird in dieser Passage zu einem ambivalenten Konzept, eingespannt zwischen der angstvollen Ungewissheit, die auch Auf-
lehnung und Wut hervorrufen kann, und dem Glauben an etwas, «was
beheimatet». «Was ich noch sagen möchte» und «Es ist schwierig, darüber
zu reden» lauten die beiden metakommunikativen Sätze,[203] die das Paradox
der Angst aufspannen, in der Klage aber auch den Raum öffnen, der verändernd wirken kann. Im Zeichen der Spiritualität verschiebt Frau L. die
Ungewissheit und Antwortlosigkeit des Wohin auf die Frage nach dem
Woher.

Diese Formulierungen bestätigen das Modell, mit dem Jocelyn
McGee und ihr Team Grundspannung beginnender Demenz veranschau-
lichen: Neben *spiritual struggle* können *spiritual conservation* auftreten.[204] Die
erfahrene Gewissheit, in ihrem Leben an das Göttliche «dran gestossen»
zu sein, wird ihr zum tragenden Grund, der ermutigt, die ungewisse Zukunft zu wagen, zu «probieren»:

«Wichtig bleibt die Frage, woher ich komme. Ich komme aus dem Göttlichen. Mit allen Tiefen bin ich immer wieder da dran gestossen. Auch jetzt
probiere ich es.»

Die Passage zeigt zudem eindrücklich, dass auch das Schweigen zur Selbstsorge gehört – und dass das Erzählen über das Schweigen hinaus
weitergehen kann. Die «Fragen ohne Antworten» sind nicht aus der Welt
geschaffen, aber im Schweigen wird auch möglich, dass der spirituelle
Glaubensgrund durchbricht und die Fragen in einem neuen Licht erscheinen lässt.

---

[203]   Vgl. zu dieser Spannung: Snyder, Wie Alzheimer sich anfühlt, 95: «Ich habe ihnen
[Freunden] von der Alzheimer-Krankheit erzählt. Sie schweigen und wissen nicht, was sie
sagen sollen. Ich weiss auch nicht, was ich sagen soll. [...] Ich erwarte nur, dass ich darüber
sprechen kann, was mit mir los ist und wie es mir damit geht.»

[204]   McGee, Spiritual Diversity; vgl. Kapitel II.

«Das kann man nicht erzählen ...»

Welche Rolle spielt im Prozess der spirituellen Selbstsorge das Erzählen? Narration verbindet gemäss Paul Ricœur Praxis und Kognition, Individuum und Gemeinschaft in einem interaktiven Modus, «welcher der lesend, hörend oder sehend rezipierenden Person, zumindest im Prinzip, die Möglichkeit der kreativen Reflexion des Selbst bietet».[205] Die narrativen Vorgänge haben demnach immer sowohl eine aktive als auch eine passive Komponente und widerspiegeln gerade so auch die existenziellen Herausforderungen, auf die Kontingenzen des Lebens zu reagieren.

Um diese Spannung zu verdeutlichen, möchte ich noch auf eine weitere Passage aus dem Dokument von Frau L. eingehen. Sie enthält den metakommunikativen Satz «Das kann man nicht erzählen ...»:

> «Aber immer wieder vertraue ich darauf, dass es den Menschen und die spirituelle Seite des Menschen gibt. Daran kann ich mich auch in schwierigen Zeiten halten. Gerade in der Phase der tiefen Depression habe ich ein positives Gottesbild entwickeln können, dürfen: Wir werden getragen. Wir sind doch nicht einfach in die Welt ‹hinausgeschmissen›. Es ist das Göttliche, Heilige. Es ist da und wirkt auch in den Zeiten, in denen scheinbar nichts da ist. Das kann man nicht erzählen ... Das wird gelebt, gespürt.
>
> Es ist etwas in uns drinnen. Ich glaube, das – und nicht etwa die Bücher – war es, was schlussendlich zur Nachhaltigkeit meines Lebens geführt hat. [überlegt] Heute verwenden wir dafür das Wort Ressource. Wir tragen ganz viel in uns. Dass wir immer wieder darauf zurückkommen können, ist ein Geschenk. Schlussendlich geht es darum, dem Leben zu trauen.»

«Das kann man nicht erzählen ...» bildet den geheimnisvollen Mittelpunkt der Passage. Der Satz steht nicht am Anfang, denn er setzt mit dem spirituellen Erleben eine Erfahrung des «Göttlichen, Heiligen» voraus, die auch in «Zeiten, in denen scheinbar nichts da ist», anspricht und wirkt. Frau L. benennt diese subjektiv und innerlich gefühlte Gewissheit als Ressource und beruft sich auf eine klassische Unterscheidung, um sie von objektiven Wissensbeständen abzugrenzen: Sie deutet auf die «Bücher», in denen von Gott in einer bestimmten, an der Vernunft orientierten Weise die Rede ist,

---

205 Viehöver, Narrative Diskursanalyse, 204.

und relativiert diesen Diskurszusammenhang. Mit einer Anapher, dem neutralen und gleichzeitig vielsagenden Pronomen «das», gibt sie der Ebene des Erlebens, Fühlens und Sich-ansprechen-Lassens nachdrücklich den Vorrang.

Der Satz «Das kann man nicht erzählen …» ist aber auch nicht ein Schlusssatz. Wäre er das, so forderte er auf, von Leiden oder Glaubenserfahrungen ganz zu schweigen, weil beides unsäglich, unsagbar ist. Als ein im Kontext des Lebens verankerter negativer Einwurf ist «Das kann man nicht erzählen …» weder ein definitiver noch ein definierender Satz, sondern Ausdruck der grundsätzlichen Bereitschaft, sich immer wieder neuen Möglichkeiten, zu erzählen, zu öffnen und «dem Leben zu trauen». Neu sind sie deshalb, weil sie einerseits dem jeweiligen Augenblick entspringen und andererseits ihren Grund nicht in sich selbst haben, sondern im entdeckenden Einlassen als ein «Geschenk» erlebt werden, das immer wieder neu verändernd wirkt.

Die Grenze, die sich an der menschlichen Vulnerabilität abzeichnet, verläuft oftmals mitten durch die untersuchten Gespräche hindurch. Sie zeigt sich in metakommunikativen Äusserungen, nicht darüber sprechen zu können, oder auch im Schweigen, das den Redefluss unterbricht. Und von dieser Erfahrung her stellt sich nochmals die Frage: Kann alles, was zu erzählen ist, in eine Erzählung integriert werden, so dass es nachher in ihr auf möglichst kohärente Weise aufgehoben ist? Oder sind solche Erwartungen an die Narrativität mit kulturell etablierten Vorstellungen und Werten verbunden, mit Leitnarrativen eines langen, selbstbestimmten Lebens? Auch Mark Freeman[206] weist darauf hin, dass Erzählungen (von Menschen mit Demenz) gerade auch dann Wichtiges bergen können, wenn sie sich gegen eine lineare Abfolge sperren. Oftmals kommt es ausgerechnet dort zu erzählerischen Höhepunkten, wo die Erzählung auf Grenzen, auf Aporien der Erzählbarkeit oder auf Überraschungen stösst. Auch in den Brüchen und Abbrüchen der kulturell verbreiteten *storylines* kann das Grundlegende aufleuchten, von dem Menschen erzählen. Oftmals ist es sogar das Wahrzeichen einer tiefschürfenden Erzählung, dass sie aporetisch bleibt, auch den Hörerinnen und Hörern oder den Leserinnen und Lesern Leerstellen zuspielt, mit denen sie sich auseinandersetzen müssen. Zu Recht wird somit auf das Problem hingewiesen, dass die Form der Generativitätsdokumente vorgibt, endgültig zu sein. Wie signalisiert

---

[206]   Vgl. Freeman, Beyond Narrative, besonders 175–177.

man, dass der Prozess – insbesondere auch unter dem Gesichtspunkt der Generativität – weitergeht?[207]

Erkenntnisse aus der Kunsttherapie

Der Vorbehalt, dass auch brüchige Ausdrucksformen zuzulassen sind und der Prozess stärker zu gewichten ist als ein zuvor definiertes Ziel, ist nicht nur den narrativen Zugängen, sondern auch allen kunsttherapeutischen Ansätze eingeschrieben. Auch diese leben von der Unverfügbarkeit symbolischer Wirkung und können gerade dadurch dem bildhaften und assoziativen Erleben von Menschen mit Demenz entsprechen. John Zeisel etwa verweist auf eine Vielzahl konkreter Kunstprojekte, in denen sich Demenzbetroffene mit sich selbst auseinandersetzen können. Erwähnt werden Malkurse und Führungen in Museen und Galerien, Anregungen mit szenischen Darstellungen und kreative Annäherungen an alte und neue Gedichte. Für Zeisel ist klar, dass hinter künstlerischen Prozessen eine Sehnsuchtsbewegung steht, die für ihn spirituell geprägt ist. Menschen mit Demenz, mit der Verletzlichkeit und Brüchigkeit des Lebens konfrontiert, seien auf der Suche nach Sinn: «Die Künste können sinnstiftend wirken – gerade in einem Leben, das von vielen als zunehmend sinnlos empfunden wird. Kunst verbindet Menschen mit ihrer Kultur und ihrem Gemeinwesen. Sie gibt dem Leben Bedeutung und Bedeutung ist etwas, wonach Menschen mit Demenz sich ganz eindeutig sehnen.»[208] Gleichzeitig verweist Zeisel auf die Wichtigkeit der Stille, auf das tragende Vertrauen in die Gemeinschaft[209] und darauf, dass ein therapeutisches Geschehen immer auch vom Aspekt der Unverfügbarkeit lebt: «Kunst kann therapeutisch wirken, doch die Ausübung von Kunst ist nicht automatisch eine Therapie.»[210]

Daraus ergeben sich auch Anfragen an Konzepte von Selbstsorge, die sich an der antiken Lebenskunst orientieren und in der populären Lebenskunst-Philosophie *en vogue* sind, aber auch Anfragen an narrative Zugänge: Was, wenn das Selbst nicht mehr erzählen kann, wenn es an die Grenzen der Erzählbarkeit stösst, wenn das Bedürfnis, zu erzählen, erschöpft ist – oder die Freude so gross, dass sie in keiner Erzählung zu

207   Lindqvist u. a., Reflections, 47.
208   Zeisel, «Ich bin noch hier!», 87.
209   A. a. O., 150.
210   A. a. O., 88.

fassen ist? Ganz grundsätzlich gefragt: Sind Erzählungen «alles» – und was würde das für Menschen mit Demenz bedeuten, die im Krankheitsverlauf ihre verbalen Ausdrucksmöglichkeiten verlieren? Solche Kritik mündet entweder in den Fluchtpunkt, die Person *hinter* der Oberfläche der Erzählung zu suchen,[211] oder in die Forderung, im Rahmen narrativer Therapien auch Offenheit für brüchige Erzählformen zu pflegen.[212]

Einen möglichen Weg, solche Hinweise aufzunehmen, autobiografische Erzählungen nicht überzustrapazieren und doch genau hinzuhören und ihnen zuzutrauen, dass sie eine spirituelle Tiefe enthalten können, sehe ich in einem symbolhermeneutischen Zugang. Denn die Analyse der Generativitätsdokumente hat ja tatsächlich gerade im Blick auf die Selbstsorgethematik immer wieder auch mit dem Problem konfrontiert, wie man bei der Interpretation mit (Ab-)Brüchen des Erzählens und mit sprachlichen Bildern umgehen soll. Handelt es sich um poetisch klingende Nebenbemerkungen, wenn von «offenen Schubladen», vom «Geländer rundherum», vom «Steuer», das jemand «abgeben» muss, und von «Beheimatung» die Rede ist? Oder sind das Symbolbilder, die über sich hinausweisen, deren Geheimnis nicht restlos entschlüsselt, aber in der zwischenmenschlichen Begegnung geteilt werden kann? So führt der Symbolbegriff über zu einer Interpretation der Selbstäusserungen von Menschen mit einer beginnenden Demenz, die öffnend und nicht abschliessend sein möchte. Er vertieft zudem das Bewusstsein, dass die selbstsorgende Auseinandersetzung mit sich selbst auch dann nicht aufhört, wenn im weiteren Verlauf einer demenziellen Erkrankung die Worte versiegen.

---

[211] Vgl. Freeman, Beyond Narrative.
[212] Vgl. England, Narrative Therapy.

IV. Interpretation: Selbstsorge und Symbolsprache

Selbstverantwortung, Mitverantwortung und bewusst angenommene Abhängigkeit fächern die Selbstwirksamkeit eines Menschen in Bezug auf das eigene Selbst, auf das soziale Umfeld und auf die Erfahrungen von Abhängigkeit und Passivität auf und zeigen sich, etwa in Gesten oder mimischen Regungen, auch dann, wenn Sprache und Mobilität eingeschränkt sind. Bei der Analyse der lebensgeschichtlichen Erzählungen von Menschen mit einer beginnenden Demenz kamen diese Grundmomente der Selbstsorge, die der Gerontologe Andreas Kruse herausgearbeitet hat, deutlich zur Geltung. Die Dokumente machten zudem auf den hohen Stellenwert bildhafter Sprache aufmerksam: Wichtige Erfahrungen werden in Bildern vergegenwärtigt, die in den verschiedenen Bereichen von Selbstsorge ein existenzielles Fragen und spirituelles Erleben andeuten.

So häufig Symbolbilder in der Kommunikation mit Menschen mit Demenz auftreten, so sehr fordern sie auch das Verstehen heraus. Dies ist insbesondere dann der Fall, wenn in späteren Phasen von Demenz die biografischen Erläuterungen dazu wegfallen. Zu Recht weist Svenja Sachweh auf das Problem hin:[213] Was ist, wenn man als Gesprächspartnerin oder -partner vielleicht sogar merkt, dass es sich hier um eine symbolische Äusserung handelt, aber nicht versteht, welche Erfahrungen oder Emotionen darin verborgen sind? Symbole werden dann zu Fährten in einen Erlebnisraum, in den Begleitpersonen nicht oder nur andeutungsweise Einblick haben. Dieses hermeneutische Problem möchte ich aufnehmen und anhand ausgewählter Passagen aus den bisher untersuchten Generativitätsdokumenten noch etwas genauer aufzeigen, was sprachliche Bilder bewirken.

Die Fragestellung ist nicht ohne Tücken, denn aufgrund der Irritationen in der alltäglichen Kommunikation schien es lange Zeit naheliegend, bildhafte Ausdrücke als Signale für abnehmende Realitätsorientierung aufzufassen und zu therapieren.[214] Sprachliche Bilder waren suspekt. Erst mit validierenden Methoden im Gefolge Naomi Feils rückten auch diejenigen

---

213 Sachweh, Spurenlesen, 266.
214 Vgl. a. a. O., 251–257.

verbalen Gesprächsbeiträge ins Licht, die von einem symbolischen Repertoire der Betroffenen zeugen: Auch wenn sich sprachliche Symbole zuweilen sogar dem Verstehen widersetzen, werden sie in der Validation ernst genommen, vom Gegenüber wörtlich gespiegelt oder paraphrasiert.

Wortfindungsstörungen – und darüber hinaus

Wortfindungsstörungen[215] gehören zu den frühen Auswirkungen einer Demenz – ja, nicht selten beginnt es damit, dass sie einen ersten Verdacht wecken.[216] Paradoxerweise gelingt es Menschen mit Demenz aber, die irritierenden Vorboten des Sprachverlusts in sprachliche Bilder zu fassen. So schreibt eine Betroffene: «Es ist, als wären die Regale mit den ordentlich sortierten Wörtern umgefallen und als müsste ich mir aus den unsortierten Haufen das Wort heraussuchen, das ich brauche.»[217] Eine andere Person sagt: «Es ist, als ob man ein Buch liest, aus dem jemand die Seiten herausgerissen hat.»[218] Der Vater in David Wagners Bericht *Der vergessliche Riese* sagt: «Oft komme ich mir vor, als wäre ich aus einem Buch gefallen und könnte nicht zurück. Ich bin plötzlich in einer ganz anderen Geschichte und weiss nicht, was ich da soll.»[219] Es handelt sich um Vergleiche mit einer «als ob»-Struktur, mit denen Betroffene sich selbst und anderen Menschen verständlicher machen können, was an der demenziellen Symptomatik irritiert und wie sie selbst den sprachlichen Zerfall erleben.

Franz Inauen, der nach der Alzheimer-Diagnose über mehrere Jahre hinweg Gedichte und Bilder gestaltet und in einem Buch gesammelt hat, gibt in differenzierter Weise darüber Auskunft, wie in der bildhaft-poetischen Sprache und während des Zeichnens hermeneutische Prozesse ablaufen: Er unterzieht dabei sein bisheriges, an Leistung und Erfolg orientiertes Menschenbild einer Revision und erhält von den Bildern die «Botschaft», dass sich Dunkles gerade auch dann in Helles verwandeln könne,

---

[215] Vgl. a. a. O., 19ff.
[216] So schreibt etwa Franz Inauen über eine solch beklemmende Erfahrung: «Ich wollte […] reagieren, aber ich wusste gar nicht, was ich sagen sollte und ‹staggelte› dann stammelnd ungefähr folgende Worte heraus […]. Dann schwieg ich. Eine seltsame ungewisse Stimmung erfüllte bedrohlich unsere Stube.» (Inauen, Demenz, 8)
[217] Bryden, Mein Tanz mit der Demenz, 125.
[218] Snyder, Wie sich Alzheimer anfühlt, 17.
[219] Wagner, Der vergessliche Riese, 268.

wenn er «nicht alles selber mache».[220] Im künstlerischen Ausdruck findet er einen Weg, die Ambivalenz zwischen Tatendrang und passivem Erleben auszuhalten, dem degenerativen Leiden nicht ohnmächtig zuzuschauen, sondern kreativ zu begegnen: «Malen ist für mich Befreiung. Meine Blockierungen oder auch mein chaotisches Tun kann ich für eine Weile ablegen. Malen ist für mich Ermutigung und Bestärkung. Auch ohne Worte kann ich mich ausdrücken. Die Bilder sind mir eine Hilfe, um in der Familie mein Erleben verständlicher zu machen.»[221]

Die Kehrseite von Verlusten im Bereich der Begrifflichkeit ist eine kreativ-poetische Belebung der Sprache. Dies fällt auch dem österreichischen Schriftsteller Arno Geiger auf, der in seinem Buch *Der alte König in seinem Exil* den demenziellen Prozess, die letzten Lebensjahre seines Vaters beschreibt. Er hört aus dem Mund des einst eher wortkargen alten Mannes Sätze, «so unwahrscheinlich und schwebend, wie sie einem manchmal in Träumen kommen»[222], und eine Ausdrucksweise, die vom «magischen Potenzial der Wörter»[223] lebt. Die Sprache des demenzkranken Vaters wird für den Sohn zu einer Quelle schriftstellerischer Inspiration.

Die Beobachtung, dass sich die verbale Sprache von Menschen mit Demenz durch eine besondere Bildhaftigkeit auszeichnet, wird von zwei unterschiedlichen Forschungsbereichen unterstützt. Zum einen belegen neurologische Untersuchungen, dass bildhaft-sinnliche Ausdrucksweise oftmals weniger schnell von demenziellen Verlusten betroffen ist als begriffliche Sprache. Im Gegenteil: Zunehmende Probleme mit der Wort- und Namensfindung bewirken, dass manche Menschen vermehrt metaphorische Ausdrucksweisen verwenden.[224] Zum anderen gehört es gemäss John Kotre zu den wichtigsten Erkenntnissen der psychologischen Gedächtnisforschung, dass sich diejenigen Erinnerungen, die in der Gedächtnishierarchie zuoberst angesiedelt sind, durch eine ausgeprägte Bildhaftigkeit auszeichnen. Die Hauptfunktion dieser sogenannten generischen Erinnerungen besteht darin, das Selbst mit Sinn zu versorgen. Sie sind mit einer ausgeprägten Emotionalität verbunden und enthalten daher immer schon Interpretationen der Wirklichkeit. An der Spitze der Gedächtnishierarchie befinden sie sich auch insofern, als sie in der Entwicklung

---

[220] Inauen, Demenz, 176.
[221] A. a. O., 13.
[222] Geiger, Der alte König in seinem Exil, 11.
[223] A. a. O., 101.
[224] Vgl. Sachweh, Spurenlesen, 35, 47 sowie 28–30.

des Kindes zuerst auftauchen und das Selbst des Menschen am stärksten betreffen: «das Selbst-Bild beginnt sich darin zu spiegeln»![225] Die Vermutung liegt nahe, dass solche generischen Erinnerungen trotz Demenz erhalten bleiben. Genau darauf weist Herr B. zu Beginn seiner Lebensschilderungen hin:

> «Ich habe in der letzten Zeit oft über die Frage nachgedacht, wie mein Leben eigentlich angefangen hat. Dabei habe ich viele Bilder wieder wachgerufen bekommen.»

Symbolbilder befähigen Menschen dazu, immer wieder auch neue Sichtweisen auf sich selbst und das Leben mit anderen einzuüben und kreative kommunikative Wege zu gehen. Dabei ist der Symbolbegriff selbst ein Wagnis, weil er mehrdeutig und uneinheitlich verwendet wird.[226] Ich verstehe ihn hier in Anlehnung an Paul Ricœur. Für ihn ist ein Symbol nicht ein bildhaftes Zeichen mit nur einer Bedeutung. Ricœur bezeichnet mit dem Symbolbegriff vielmehr «jene Sinnstruktur, in der ein unmittelbarer, erster, wörtlicher Sinn überdies einen mittelbaren, zweiten, übertragenen Sinn anzielt, der nur durch den ersten erfasst werden kann.»[227] So bleibe für den Verstand immer eine gewisse «Undurchsichtigkeit», gleichzeitig eine Tiefe des Symbols, die schier unerschöpflich sei.[228] Es handelt sich um einen hermeneutischen Zugang, der sich nicht mit dem blossen Bild und einer bisher bekannten Bedeutung zufriedengibt, sondern sich dynamisch auf immer neue Interpretationen einlässt.

Zwischen «Heimat» und «Fremdheit»

Die mit Demenz verbundenen Erfahrungen der Ambivalenz zwischen Aktivität und Passivität, des *ambiguous loss*[229] und der spannungsreichen Suche nach der narrativen Identität wird in den Selbstzeugnissen von Menschen mit Demenz intensiv reflektiert.

---

[225] Kotre, Weisse Handschuhe, 112.
[226] Vgl. Lurker, Wörterbuch der Symbolik, 719f.
[227] Ricœur, Hermeneutik und Strukturalismus, 22.
[228] Ricœur, Symbolik des Bösen, 23.
[229] Boss, Da und doch so fern, 10f., vgl. auch 32–50.

«Ich habe Angst, mich zu verlieren und eine Last zu werden. […] [schweigt] Es ist schwierig, darüber zu reden, aber der Persönlichkeitsverlust ist das, was vor allem bedroht. Gibt es dann noch irgendetwas, was beheimatet?»

Im sorgenvollen Blick darauf, was die Zukunft mit Demenz bringen mag, unterbricht Frau L. ihre Ausführungen mit einem Schweigen. Was Martina Wagner-Egelhaaf bezüglich der Lücken des autobiografischen Gedächtnisses festgehalten hat, gilt auch in prospektiver Richtung: Auch hier kann sich in der Sprachlosigkeit ein «Einfallstor der Imagination»[230] eröffnen. Im Schweigen können kreative Spielräume entstehen, in denen symbolische Zugänge zum Selbst aufscheinen, die nicht selten auch uralte Bilder aufnehmen: «was beheimatet?» Die menschliche Sehnsucht nach Zuhause und Beheimatung kommt – etwa am Schluss von Psalm 23 mit dem «Haus des HERRN» – bereits in der alttestamentlichen Literatur zum Ausdruck und entspricht im Generativitätsdokument von Herrn B. einem Staunen darüber, welche Bilder im retrospektiven autobiografischen Erzählprozess vergegenwärtigt werden können:

«Es war für mich ein richtiges Paradies, eine wunderschöne Grunderfahrung von Daheim-Sein.»

Dass Menschen mit Demenz den Wunsch nach einer Heimat äussern, ist ein verbreitetes Phänomen und kann sich im demenziellen Verlauf auch in körpersprachlicher Weise in einem ruhelosen Umhergehen, dem sogenannten *wandering*, manifestieren.[231] So möchte ich das Stichwort der Beheimatung beispielhaft aufnehmen, um einen symbolhermeneutischen Zugang zur Selbstsorgethematik zu erschliessen. Gerade im Blick auf die späteren Phasen, in denen die Verständigung über begriffliche Sprache immer schwieriger wird, können die Bildhaftigkeit und die symbolischen Sinnbezüge lebensgeschichtlichen Erzählens Anhaltspunkte für eine vertrauensvolle und auf spirituelle Bedürfnisse ausgerichtete Kommunikation bieten.

Was der Wunsch, nach Hause zu gehen, bei Angehörigen und Begleitenden auslösen kann, zeigt sich leitmotivisch im Buch *Der alte König in seinem Exil* von Arno Geiger. Dieser beobachtet das ruhelose Umherge-

---

230   Wagner-Egelhaaf, Autobiographie, 47.
231   Zu unterschiedlichen Deutungen des Phänomens des *wandering* vgl. Marshall/Allan, «Ich muss nach Hause», besonders 17–29.

hen, das von einer bis zuletzt geäusserten Sehnsucht nach Heimat, nach dem Zuhause begleitet wird. So verbreitet das Phänomen ist, so irritierend kann es wirken – umso mehr, als sich der Vater eigentlich in den eigenen vier Wänden befindet, in denen er den grössten Teil seines Lebens verbracht hat. So ist durchaus verständlich, dass der Sohn etwas unwirsch ausruft: «Aber, Papa! [...] Erklär mir lieber, wie du nach Hause gehen willst, wenn du schon zu Hause bist.»[232] Der Wunsch führt zu Ratlosigkeit, Nicht-Verstehen – zu einem hermeneutischen Zusammenstoss.

Während die Erklärung des Vaters ausbleibt, schreibt der Sohn, auf der Suche nach Interpretationen, ein ganzes Buch. Er schiebt den Wunsch nicht als Verhaltensstörung ab, sondern ringt darum, ihn zu deuten: Einmal erklärt er ihn vor dem biografischen Hintergrund der traumatischen Kriegserlebnisse: «Er muss sich im Lazarett geschworen haben, ein Leben lang zu Hause zu bleiben, sollte er jemals wieder dorthin gelangen [...].»[233] Ein andermal ordnet er den Wunsch in die Krankheitssymptomatik ein: «Ich erkläre es mir so, dass ein an Demenz erkrankter Mensch aufgrund seiner inneren Zerrüttung das Gefühl der Geborgenheit verloren hat und sich an einen Platz sehnt, an dem er diese Geborgenheit wieder erfährt.»[234] Und schliesslich versteht der Autor den Wunsch des Vaters, nach Hause zu gehen, als Symbol für ein spirituelles Grundbedürfnis, das mit der Widersprüchlichkeit des Lebens schlechthin zu tun hat: «Und erst Jahre später begriff ich, dass der Wunsch, nach Hause zu gehen, etwas zutiefst Menschliches enthält. Als Heilmittel gegen ein erschreckendes, nicht zu enträtselndes Leben hatte er einen Ort bezeichnet, an dem Geborgenheit möglich sein würde, wenn er ihn erreichte. Diesen Ort des Trostes nannte der Vater *Zuhause*, der Gläubige nennt ihn *Himmelreich*.»[235]

Das Spannungsfeld zwischen «Fremd sein» und «Zuhause sein» kann die Selbstsorge von Menschen mit Demenz auf vielfältige Weise betreffen. Die Sorge um das Selbst mündet vor allem in frühen Phasen von Demenz in die Suche nach einem inneren Zuhause, das Identität stiftet. Nicht immer können Betroffene das Gefühl, sich selbst immer fremder zu werden,

---

[232]   Geiger, Der alte König in seinem Exil, 47.
[233]   A. a. O., 45.
[234]   A. a. O., 13, vgl. 56: «Mit der Krankheit nahm er die Unmöglichkeit, sich geborgen zu fühlen, an den Fusssohlen mit. [...] Und seine Familie konnte unterdessen täglich beobachten, was Heimweh ist.»
[235]   A. a. O., 56 (Hervorhebung im Original).

so klar in Worte fassen wie die Frau, die sich von der Theologin Andrea Fröchtling angesprochen und ernst genommen fühlte:

> «[...] also wenn ich nach Hause will, dann sagen die: ‹Setz dich hin, du bist doch hier zu Hause.› Aber da lügen die, hier ist alles so fremd. Angst macht das, Angst».[236]

Die Situation mit Demenz, die unter Umständen auch geografisch eine neue Wohnumgebung erforderlich macht, kann den Schmerz früherer Fremdheitserfahrungen neu aufbrechen lassen und in einer neuen Intensität wiederbeleben. So können im Wunsch, nach Hause zu gehen, auch besondere Bedürfnisse und Belastungen etwa von Menschen mit Migrationshintergrund verborgen liegen. Bleiben sie unberücksichtigt, so werden Migranten und Migrantinnen mit Demenz «zum zweiten Mal zu Fremden».[237] Die Fremdheitserfahrungen aufgrund einer Demenz sind ein Grenzphänomen *par excellence* und fordern heraus, können zermürben, aber auch beweglich machen. Auch bei der Interpretation.

Gemeinsam unterwegs

Das Phänomen der Orientierungslosigkeit wird in der Demenzliteratur vielfältig grundiert durch Suchbewegungen in Geschichte und Gegenwart: Fremdsein und Exil werden zu Metaphern, die vor dem Hintergrund von theologischen Interpretationen[238] und literarischen Verarbeitungen[239] auf das Krankheitserleben mit Demenz übertragen werden. Der Symbolcharakter und die Deutungsvielfalt des Wunsches, nach Hause zu gehen, werden erkannt, die Erfahrungen der Orientierungslosigkeit und des Befremdens, denen man nicht ausweichen kann, wie die Verbannung in ein anderes Land empfunden. Als Herausforderung erscheint dabei die Frage, wie der Fremdheit im konkreten Alltag begegnet werden kann: «Lässt sich das

---

[236]   Vgl. Fröchtling, «Und dann ...», 210.

[237]   Albert, Zuhause, 119f.

[238]   Fröchtling, «Und dann ...», besonders 205–211; Kumlehn, Lebensqualität imaginieren, besonders 165f.; Albert, Zuhause.

[239]   Geiger, Der alte König in seinem Exil.

Fremde auch und gerade unter den Bedingungen von Demenz nicht ver-
harmlosen, so bleibt die Frage, wie sich damit umgehen lässt.»[240]

Zum einen beruft man sich auf den englischen Sozialpsychologen
Tom Kitwood und fokussiert sich auf die personzentrierte Pflege und Betreuung, die sich dadurch auszeichnet, dass sie «Selbstwissen, Selbstkom-
petenz und Selbstwertgefühl» von Menschen mit Demenz zu erhalten und
zu stärken sucht.[241] Die Aufmerksamkeit wird auf vielfältige Selbstäusserungen gerichtet, darauf, was Menschen sogar in fortgeschrittenen Stadien
der Demenz alles tun, sein und erleben können, und zwar für sich selbst,
aber auch für andere: für Angehörige, Freunde, Nachbarn und für ihr Le-
bensumfeld insgesamt. Der Verlust von Selbstbestimmung und Rationali-
tät führe Menschen mit Demenz nicht an den Rand der Verzweiflung,
wenn sie im Land der Heimatlosigkeit begleitet werden und Hoffnung aus
dem Miteinander schöpfen können. Eine Herausforderung für Angehörige sei es daher, bei Fremdheitsgefühlen und Ängsten «fantasievoll immer
wieder etwas aus[zu]probieren, was dann vielleicht hilft».[242] Beziehung bestehe darin, kommunikative Angebote zu machen und aufmerksam zuzuhören, dabei aber nicht immer und nicht sofort eine Lösung präsentieren
zu wollen, sondern eben auch den Modus des «Vielleicht» auszuhalten und
Schweigen zuzulassen.

Zum anderen deutet gerade die Tatsache, dass auch viele Angehörige
und Begleitende von Menschen mit Demenz Fremdheitsgefühle kennen,
darauf hin, dass der personzentrierte Fokus anthropologisch auszuweiten
ist. In solchen Ansätzen wird gefordert, an den gesellschaftlichen Wahrnehmungen zu arbeiten: von Altersbildern in Schwarz oder Weiss wegzu-
kommen, stattdessen nuancenreiche Graustufen zu sehen. Fremdheitserfahrungen kommen gerade deswegen als individuelle, kreative und kommunikative Suchbewegungen in Betracht, weil in gewisser Weise alle
Menschen mit den existenziellen Grundfragen nach dem Sinn des Lebens,
nach Liebe und Geborgenheit suchend unterwegs sind. Dieser weite
Blickwinkel möchte darauf aufmerksam machen, dass auch ohne Demenz
keine absolute Sicherheit garantiert ist. Menschsein enthält immer auch
Unvorhersehbarkeiten, die Gewohntes und Altbekanntes hinterfragen
und radikal neu sehen lassen. Dies führt zur «Einsicht, dass niemand je

---

240   Albert, Zuhause, 117.
241   Interview mit Christian Müller-Hergl, in: Kitwood, Demenz, 263–266, hier 264.
242   Zitiert nach: Albert, Zuhause, 113.

völlig bei sich selbst und in seiner Welt zu Hause ist».[243] Ebenso liegt Lebensqualität aber auch in der Hoffnung, dass das Zuhause jederzeit und überall auch wieder neu erfahren werden kann, wenn auch vielleicht überraschend anders als gewohnt.

Beide Herangehensweisen finden sich auch in den Büchern von Brigitta Schröder. Sie enthalten ein Plädoyer für einen «Blickrichtungswechsel»[244], der innerhalb sorgender Gemeinschaften stattfinden muss, damit Betroffene – und letztlich auch die Begleitenden – für sich selbst sorgend mit den Fremdheitserfahrungen umgehen können. Findet im Blick auf Demenz dieses Umdenken statt, so können alle Beteiligten in Gegenseitigkeit voneinander lernen: «Menschen mit Demenz sind [...] wie Insulaner: sie verlassen fast unbemerkt das ihnen vertraute und bekannte Festland, schleichen sich nahezu unbemerkt davon und lassen sich auf einer Insel nieder. Die Leute vom Festland bemühen sich, rufen, lamentieren, dass sie doch zurückkommen mögen. Sie geben Anweisungen, beurteilen und bewerten die Insel aus der Ferne. Sie sind überfordert in ihrer Hilflosigkeit, bewegen sich nicht und bleiben auf dem Festland sitzen. Wer sich jedoch beweglich zeigt und sich neugierig auf die Insel wagt, wird erstaunt sein, was entdeckt werden kann. Die Kompetenzen der Insulaner werden sichtbar. [...] Bei diesen Menschen lerne ich Entschleunigung.»[245]

Die untersuchten Generativitätsdokumente geben vielfältige Hinweise darauf, dass Angehörige und Begleitende im Unterwegssein mit Demenz von Betroffenen lernen können. Gegen Ende des Gesprächs blickt Frau S. auf die gegenüberliegende Wand, die Erzählung kommt ins Stocken und bricht dann ab. Die Therapeutin hilft nicht aus, indem sie den Faden wieder aufnimmt, sondern wartet ab. Sie spürt, dass etwas in der Luft liegt, traut dem Schweigen etwas zu. Nach einiger Zeit folgt sie dem Blick von Frau S. und fragt nach, was sie sehe. Frau S. zeigt auf das Bild, das im Therapiezimmer an der Wand aufgehängt ist und zwei Menschen am Strand darstellt, und deutet es symbolisch:

«Die Sehnsucht nach dem Paradies. Das sagt auch mir sehr viel. Und da laufen zwei Menschen auf dem Sand vor dem Wasser. Es hat eine Bedeu-

---

243   A. a. O., 117.
244   Schröder, Blickrichtungswechsel, besonders 42ff.
245   Schröder, Spiritualität, 21f.

tung, dass sie sich dort treffen – das Miteinander als Botschaft, der man eine
Chance geben muss, damit sie weitergeht und einen Sinn macht.»

Das «Miteinander als Botschaft»: Es wird deutlich, dass der Dualismus
zwischen Identität und Generativität, Selbstsorge und Fürsorge zu kurz
greift, dass es vielmehr in der Dialektik, auch im kreativen Wechsel zwischen Narration und Schweigen wie im Übergang vom Sand zum Wasser
zu Transitionen und Transformationen kommt, die verändern. Weder
führt die Selbstsorge von Menschen mit Demenz zu einem narrativen
Selbstgespräch, noch reduziert sich die Kommunikation mit ihnen, wenn
die verbale Sprache verstummt, auf eine monologische Begleitung. Es
bleiben gemeinsame Spaziergänge, Musik, Bilder und Symbole, die Sprache des Körpers, der Blickkontakt, die Nähe, das Berühren und Sich-be-
rühren-Lassen. Es bleibt auch, dem Schweigen zwischen Mensch und
Mensch zuzuhören – auf der Suche nach Wahrnehmungen von sich selbst
und anderen.

Zusammenfassung: *sýmbolon*

In der Antike waren Symbole Gegenstände, die als Erkennungsmerkmale
dienten: Wenn sich zwei Freunde für längere Zeit oder für immer voneinander trennten, zerbrachen sie ein Tontäfelchen oder einen Ring und gin-
gen mit je einem Bruchstück auseinander.[246] Wenn die Symbol-Teile nach
einiger Zeit wieder zusammengesetzt wurden und genau zusammenpas-
sten, war das ein Zeichen der unverbrüchlichen Freundschaft – auch bei
späteren Generationen. Ein *sýmbolon* vermochte örtliche Trennung und
zeitliche Distanz zu überbrücken, war eine Absicherung gegen eine ungewisse Zukunft, gegen Erinnerungsverlust oder Tod: eine Art Vertrauensvorschuss. Ähnlich können auch Erinnerungsbücher oder Generativitätsdokumente, die Menschen mit Demenz Angehörigen und Freunden als
«Lebensspiegel» weitergeben, zu Symbolen werden. Das Dokument aus
Papier übernimmt eine ähnliche Funktion wie das Tontäfelchen in der
Antike. So zeigt der Hinweis auf die etymologischen Wurzeln des Sym-
bolbegriffs Aspekte auf, wie Symbole in der Sprache von Menschen mit
Demenz bis ans Lebensende und darüber hinaus wirken.

---

[246]   Vgl. Lurker, Wörterbuch der Symbolik, 719.

Anders als begriffliche Sprache vermögen Symbole die Dynamik von Veränderungsprozessen aufzugreifen. Sie können Vergangenes im Erinnerungsbild bewahren und gegenwärtig werden lassen oder eine ungewisse Zukunft vorwegnehmen. Als sichtbare Zeichen von Identität zeigen sie zudem Möglichkeiten des leiblichen Gedächtnisses auf: Demenziell erkrankte Menschen richten sich je länger je weniger verbal kommunizierend auf andere aus, sondern über leibliche Artikulation. Insofern vermittelt das Symbolische zwischen verbaler und nonverbaler Kommunikation und weist darauf hin, dass den Betroffenen auch in späteren Stadien von Demenz Zeichen zur Verfügung stehen, um sich auszudrücken, mit anderen zu interagieren und Aspekte des autobiografischen Gedächtnisses aufrechtzuerhalten.

Symbole werden von jeher miteinander geteilt und wirken verbindend. Symbolische Hinweise machen bewusst, wie sehr im Kontext fortschreitender Demenz jede Form der Artikulation eine gemeinschaftliche Angelegenheit ist. Narrative Selbstsorge bei Demenz findet nicht, wie man aus einer erzählanalytisch-ästhetisch engen Perspektive vielleicht vermuten könnte, monologisch, sondern im Rahmen des Dialogs mit Angehörigen und anderen Begleitpersonen statt. Im Sinne der Generativität wirken die lebensgeschichtlichen Erzählungen der Betroffenen auch dann fort, wenn sie selbst nicht mehr sprechen können. So können sie als wirksame Erinnerungszeichen zu Symbolen werden.[247]

Im antiken *sýmbolon* überlagern sich destruktive und zukunftsweisende, kreative Perspektiven. Ebenso in der Symbolsprache von Menschen mit Demenz: Zwar werden im Verlauf der Erkrankung Wörter aus dem lexikalischen Gedächtnis gelöscht. Verbale und nonverbale Äusserungen zeigen jedoch, dass die Selbstsorge-Dynamik symbolischer Sinnbezüge bis zuletzt bestehen bleibt. Und vielleicht bleibt dies auch im Fall der Symbolsprache von Menschen mit Demenz als schmerzliche Herausforderung unaufhebbar: das Paradox einer das Sprachsystem zerstörenden Symptomatik und der Erfahrung, dass Metaphern kreative und innovative Sprachprozesse auslösen.

Bei den Spannungsfeldern der Symbolsprache, zwischen Innen- und Aussenperspektive, Sprachverlust und Bedeutungsgewinn, Verstehen und Nicht-Verstehen sowie bei den Suchbewegungen nach Heimat und Ver-

---

[247]   Vgl. hierzu besonders Peng-Keller/Mauz (Hg.), Sterbenarrative; Peng-Keller (Hg.), Bilder als Vertrauensbrücken.

trauen kann auch eine demenzspezifische, interprofessionell geteilte Spiritual Care ansetzen. Mit Tom Kitwood gehe ich davon aus, dass sich eine gute Pflegekultur gerade dadurch auszeichnet, dass sie diese Dimensionen der Selbstsorge personzentriert wahrnimmt, zulässt und das Selbst und die Persönlichkeit von Menschen mit Demenz bis zuletzt zu stärken sucht. Dies gilt insbesondere auch für schwierige Situationen: «Jedes sogenannte Problemverhalten sollte primär als Versuch der Kommunikation im Zusammenhang mit einem Bedürfnis gesehen werden. Es bedarf des Versuchs, die Botschaft zu verstehen und so auf das unbefriedigte Bedürfnis einzugehen.»[248] Zugleich fixiert sich ein symbolhermeneutischer Zugang nicht auf bestimmte Deutungen, sondern nimmt in Symbolen die Präsenz des Augenblicks und die existenziellen Fragen in den Bereichen der Identität, Generativität und Spiritualität wahr, welche menschliches Leben ohnehin und ganz grundsätzlich begleiten.

---

[248] Kitwood, Demenz, 236.

V. Anthropologische Dimensionen: Identität, Generativität, Spiritualität

Es gibt so viele Lebensgeschichten, wie es Menschen gibt, und jeder Versuch, diese Vielfalt auf einen Nenner zu bringen, führt unweigerlich zu Verkürzungen. Gleichzeitig haben wir gesehen: Was Menschen mit einer beginnenden Demenz erzählen, bewegt auch Angehörige, Professionelle aus der Pflege und Medizin oder Seelsorgende, denn es findet einen Resonanzboden in deren eigenem Erleben. So beruht ein verbreitetes Deutungsmuster auf der Vorstellung, dass Demenz der Menschheit einen Spiegel vorhalte. Demenz kommt als ein hermeneutisches Spiegelphänomen in Betracht, «drängt in die Deutung, obwohl oder gerade weil Deutung hier in gewisser Weise an ihr Ende kommt».[249] Die Spiegelung besteht nicht nur darin, dass man sich im Spiegel immer auch als ein Anderer oder als eine Andere gegenübertritt, sondern dass uns eine Andere oder ein Anderer auch als wir selbst gegenübertreten kann.

Die Analysen in Kapitel III haben gezeigt, wie die lebensgeschichtlichen Erzählungen die Sorge um sich innerhalb des Spannungsfelds von Selbstverantwortung, Mitverantwortung und bewusst angenommener Abhängigkeit zum Ausdruck bringen. Diese Trias von Sorgebewegungen möchte ich im Folgenden mit den Dimensionen der Identität, der Generativität und der Spiritualität nochmals aufgreifen und anthropologisch vertiefen.

Fragile Identität und Ich-Ideal

Das eigene Spiegelbild kann Menschen in ihrem Identitätsgefühl bestärken, aber auch befremden: Es führt Ressourcen und Kontingenzen erlebter Biografie, vielleicht auch schmerzliche Veränderungen vor Augen, kann aber auch positiv überraschen und das Selbst in einem neuen Licht erscheinen lassen. Der Spiegel wird zum Symbol für diejenige Distanz zu sich selbst, die nötig ist, damit man sich um sich und andere sorgen kann. Er führt in eine Grenzreflexion, die an einen berühmten Grundsatz der

---

[249] Kumlehn, Lebensqualität imaginieren, 168.

Hermeneutik erinnert: «Verstehen ist nicht das sich Identifizieren mit dem Anderen, wobei die Distanz zu ihm verschwindet, sondern das Vertrautwerden in der Distanz, die das Andere als das Andere und Fremde zugleich sehen lässt.»[250] Die Distanz, die Helmuth Plessner in seiner philosophischen Anthropologie beschreibt, ist die Distanz des «entfremdenden Blicks». Sie ist nicht nur nötig, um andere zu verstehen, sondern ist ebenso ein Versuch, sich selbst zu ergründen. Wer in den Spiegel schaut, macht die Erfahrung des «entfremdenden Blicks». Die gleiche Erfahrung machen aber auch alle diejenigen, die sich mit der Thematik des eigenen Alterns und der Demenz auseinandersetzen.

Das Spiegelbild konfrontiert mit einer potenziell «fragilen Identität»[251], die genauso zerbrechlich sein kann wie der Spiegel. Dies bestätigt Frau S. in ihrem Generativitätsdokument:

> «Das Dokument, das mit diesem Gespräch entsteht, ist eine gute Art und Weise, mir mein Leben zu vergegenwärtigen. Es ist, wie wenn ich in den Spiegel schaue und mich frage: ‹Und jetzt, was kommt? Was machst du damit?› Es ist gut, dass ich meine Erlebnisse und Erfahrungen zu Papier bringen kann – aber man muss auch wissen, was man sagt, und auch, was man nicht sagt.»

Wenn bei der Frage nach sich selbst die Spiegelmetapher ins Spiel kommt, drängt es sich auf, auch die entwicklungspsychologische Theorie des Spiegelstadiums kurz zu erwähnen, die Jacques Lacan 1949 vorgestellt hat. Sie bezieht sich auf die Beobachtung, dass Kinder im sechsten bis achtzehnten Lebensmonat beginnen, ihr eigenes Bild im Spiegel zu erkennen. In diesem Schlüsselerlebnis sieht Lacan die psychische Funktion des Spiegels begründet: Das Kind beginne nun, Ich und Nicht-Ich voneinander zu trennen, und erfahre sich zum ersten Mal, eben im Spiegel, als autonomes, kohärentes und vollständiges Lebewesen. Gemäss Lacan ist das Spiegelstadium «als eine Identifikation im vollen Sinne» zu verstehen: «als eine beim Subjekt durch die Aufnahme eines Bildes ausgelöste Verwandlung».[252] Zwar ist das Kind noch abhängig von der Pflege und Fürsorge anderer Menschen, seine faktische Hilfsbedürftigkeit und Abhängigkeit

---

250   Plessner, Mit anderen Augen, 179; vgl. auch Ricœur, Selbst als ein Anderer, 11.
251   Schaaff, Zwischen Identität und Ethik, 153.
252   Lacan, Das Spiegelstadium, 64.

treten aber hinter der Illusion einer stabilen und ungebrochenen Identität zurück. Es identifiziert sich mit einem Ideal-Ich, das eine zukünftige Einheit, Vollkommenheit und Selbständigkeit verspricht, auch wenn es dieses Ideal vielleicht gar nie erreicht. Der Prozess des Erkennens oder auch Verkennens vor dem Hintergrund eines von sich selbst getrennten Bildes ist mit einer Ambivalenz verbunden. Einerseits sehnt sich das Kind nach dieser kohärenten Identität, die das Spiegelbild vorgibt, andererseits schmerzt das Bild, weil es vom Ich getrennt ist.

Das für das Spiegelstadium menschlicher Entwicklung beschriebene Verhältnis zu sich selbst ist keineswegs nur auf die frühkindliche Entwicklungsstufe beschränkt, sondern steht für die Struktur der Beziehung zu sich selbst, die in der Vorstellungswelt des Imaginären gründet und auch bei Demenz wirksam bleibt. Lacan greift auf ein Konzept von Identität zurück, das auch in Foucaults Selbstsorgebegriff anklingt und inmitten eines wachsenden Skeptizismus gegenüber der Religion und anderen äusseren Quellen von Autorität geboren wurde: Aus moderner Sicht kann, muss und darf man sich seine Identität aktiv und kreativ selbst erschaffen. Wie ein Bildhauer an seiner Statue arbeitet, geht es darum, die nötigen Fertigkeiten der Lebenskunst zu erlernen und sich selbst und dem, was das Selbst ausmacht, klare Konturen zu geben. Wie der Einblick in die Generativitätsdokumente von Menschen mit einer beginnenden Demenz gezeigt hat, eignen sich auch lebensgeschichtliche Erzählungen, der Frage nach sich selbst nachzugehen und die eigene Identität zu stärken oder auch zu hinterfragen und zu transformieren.

Das Oszillieren zwischen Sehnsucht und Schmerz, das gemäss Lacan für das Spiegelstadium charakteristisch ist, wird aber durch die Grenzerfahrung einer Demenz gewissermassen auch umgedreht: Die zunehmende Krankheitssymptomatik erschreckt Betroffene und Angehörige vielleicht auch deswegen, weil sie möglicherweise ein Idealbild pervertiert, das man im Lauf des Lebens von sich entwickelt hat. Im Blick auf späte Demenzphasen lässt sich diese Beobachtung noch zuspitzen. Tom Kitwood formuliert es in einem fiktiven inneren Dialog aus der Sicht einer Frau «mit schweren kognitiven Beeinträchtigungen» so:

«Als du an einem Spiegel vorübergehst, erhaschst du einen Blick auf eine Person, die recht alt aussieht. Ist das deine Grossmutter oder die Person, die nebenan wohnte? Egal, es ist schön, sie zu sehen.»[253]

Führt der demenzielle Prozess letztlich dazu, dass das Spiegelstadium regressiv durchlaufen wird? Wird spätestens dann, wenn jemand das eigene Spiegelbild nicht mehr sich selbst zuordnet, das gespiegelte Ich-Ideal als Selbst-Illusion entlarvt? Angesichts solcher Grenzfragen, die viele Aspekte des modernen, selbstbestimmten Ich in Zweifel ziehen, deuten sowohl personzentrierte Perspektiven in der Demenzpflege als auch seelsorgliche Ansätze dezidiert auf den identitätsstiftenden Rahmen von Beziehung. Wenn reale Abhängigkeit und Verletzlichkeit nicht mehr ausgeblendet werden können, kommen oftmals Erfahrungen zum Tragen, die ein Wir-Ideal erkennen lassen.

Generativität und Empfänglichkeit

Die Ausweitung zum Wir zeigt sich, wie wir gesehen haben, auch im Prozess, den die psychotherapeutische Kurzintervention der *Dignity Therapy* anstösst: Die lebensgeschichtlichen Erzählungen werden transkribiert und in eine Form gegossen, die Patientinnen und Patienten nicht nur ihre eigenen Worte hören oder lesen lässt, sondern auch ein Gegenüber erreicht. Weil die mündlichen Äusserungen verschriftlicht und so über den Augenblick des Erzählens hinaus greifbar werden, können sie jederzeit wieder von Angehörigen und Nachkommen, Freundinnen und Freunden gelesen werden. Diese Dynamik der Sprachproduktion und -rezeption steht im Spannungsfeld der Sorge um sich und um andere und zeigt, dass die Selbsterschaffung immer nur die halbe Wahrheit ist. Der Mensch strebt danach, zu entdecken, wer er ist, und hegt gleichzeitig den Wunsch, etwas von sich weiterzugeben. Dass Chochinov das vermächtnishafte Schriftstück, das der *Dignity Therapy* entspringt, Generativitätsdokument genannt hat, trägt diesem Bedürfnis Rechnung.

Erik Erikson, der den Begriff der Generativität ursprünglich geprägt hat, betrachtete sie ursprünglich als Entwicklungsaufgabe des mittleren Lebensalters, die mit elterlichen und beruflichen Rollen verbunden ist.

---

[253]   Kitwood, Demenz, 151.

Später erweiterte er den Begriff um die Perspektive, dass ältere Menschen «gross-generative» Aufgaben übernehmen können. Der Ausdruck ist vom Wort «Grosseltern» abgeleitet, weist aber gleichzeitig darauf hin, dass Generativität in späten Jahren etwas «Grösseres» berührt, an die «Welt als Ganzes», an einen «grossen Plan» oder an Gott geknüpft ist, dabei aber den Pflichtcharakter mittlerer Lebensphasen hinter sich gelassen hat. Eine gross-generative Haltung im Alter lebt für Erikson vom Gedanken, dass etwas Bleibendes in der Welt nur von etwas Bleibendem in einem Selbst kommen kann: von einem Austausch zwischen Geben und Empfangen.[254] Das lebensgeschichtliche Erzählen im Rahmen der *Dignity Therapy* ermöglicht es vielen Menschen mit einer beginnenden Demenz, die Mitverantwortung, die sie früher im Beruf und als Vater oder Mutter getragen haben, zu reflektieren und, mit Erikson gesprochen, auf einer gross-generativen Ebene zu wiederholen.

Inzwischen geht man davon aus, dass Menschen unabhängig vom Alter generativ sind und dass das Bedürfnis, sich generativ zu zeigen, in späten Lebensphasen sogar noch zunehmen kann.[255] Der Soziologe François Höpflinger bezeichnet Generativität als «grundlegende Leistung zur Lebensgestaltung und Sinnfindung im höheren Lebensalter», bei der «der Wille im Vordergrund steht, eine Spur zu hinterlassen, die über den eigenen Tod hinaus Bestand hat».[256] Wichtig ist für Höpflinger eine lebensphasenbezogene Betrachtung, die zwar bei der reproduktiven Generativität des frühen und mittleren Erwachsenenalters ansetzt, ein generatives Interesse aber auch ausserhalb von Familienbeziehungen wahrnimmt. Generativität bleibe bis ans Lebensende ein Bedürfnis und könne dann auch Prozesse der Verlustverarbeitung umfassen.[257] An diesem Punkt berührt Höpflingers Verständnis den Übergang zwischen Kruses Kategorien der Mitverantwortung und der bewusst angenommenen Abhängigkeit. Frau A. zum Beispiel weiss, dass Generativität auch vom gegenseitigen Vertrauen lebt und davon, dass man sich auch Grenzen eingestehen darf:

«Ich habe Kontakt, aber nicht übertrieben, aber wenn jemand ein wenig Hilfe braucht oder etwas, kann man mich ruhig fragen. Wir unterstützen uns

254 Erikson u. a., Vital Involvement, 74f.
255 Kruse, Lebensphase hohes Alter, 142.
256 Höpflinger, Generativität, 329.
257 A. a. O., 332.

gegenseitig. Wenn ich es nicht kann, dann sage ich: ‹Nein, das überfordert mich. Das geht nicht.›»

Wie die Suchbewegungen der Identität über ein persönlich entwickeltes und auch gesellschaftlich vermitteltes Ideal-Bild von sich selbst hinausgehen können, erschöpft sich auch die Generativität nicht in einem Wir-Ideal, das sich etwa an mitverantwortlichen Allmachtvorstellungen oder Werten wie Grosszügigkeit und Hilfsbereitschaft orientiert. Vielmehr ist menschliche Aktivität in generativen Vollzügen immer schon mit Passivität und Empfänglichkeit dialektisch verstrickt. Diese wechselseitige Verbundenheit drückt Frau R. aus, wenn sie im gleichen Atemzug von Geben und Empfangen spricht:

> «Die Zusammengehörigkeit in der Familie gab und gibt mir sehr viel. Da habe ich viel investiert. Schön, dass schon länger die Kinder die Initiative ergreifen, dass wir uns hin und wieder zu einem kleinen Fest treffen.»

Viele Stellen in den Generativitätsdokumenten deuten darauf hin, dass man nicht generativ sein und sich auf die eigenen Werte und Kompetenzen berufen kann, ohne zwischendurch darauf zu hören, wie sich die äusseren Rahmenbedingungen verändern und was sich für einen selbst an neuen Formen der Teilhabe abzeichnet. Man kann auch nicht generativ sein, indem man Abhängigkeiten und Verlusterfahrungen leugnet. Eine Lebensgeschichte, die nur von Leistung, Erfolg und Glück zeugte, führte vielleicht gerade fort von der Generativität; denn sie verschwiege den Schmerz der Endlichkeit, der erst eigentlich zum Bedürfnis führt, Spuren von sich zu hinterlassen.

Spiritualität und theologische Anthropologie

Was bedeuten die Suchbewegungen der Identität und der Generativität in spiritueller Hinsicht? Der eigentümliche Spiegeleffekt, den die Auseinandersetzung mit einer Demenz auslösen kann, wird theologisch oftmals vor dem Hintergrund einer biblisch fundierten Anthropologie gedeutet. So bezieht beispielsweise Stephan M. Abt die «Notwendigkeit und Möglichkeit religiöser Vollzüge in der Betreuung demenzerkrankter Menschen» auf Jak 1,23f.: Im Mann, der sein Gesicht im Spiegel betrachtet, dann vom

Spiegel wegtritt und sogleich vergisst, wie er aussieht, sieht er einen allgemein menschlichen Zug. Der Mensch sei theologisch gesehen «potenziell dement»[258], gehe es doch ganz grundlegend darum, im Glauben identitätsbildende und identitätsfragilisierende «Spiegel-Erfahrungen» zu reflektieren. Dass im Phänomen Demenz etwas Grundlegendes sichtbar wird, das alle betrifft, spricht auch die Theologin Carmen Birkholz am Ende ihres Buchs *Spiritual Care bei Demenz* an: «‹Demenz› das sind dann nicht ‹die anderen›, sondern das bin ich. Demenz zeigt die Verwundungen und die Verwundbarkeit des heutigen Menschen und stellt die Frage, was uns im Leben und im Sterben trägt. Diese klassische religiöse Frage kehrt so zurück in die Mitte der Gesellschaft und in die Mitte der privaten Wohnräume.»[259]

Aus der Warte theologischer Anthropologie wird klar, dass die Reihe Selbstverantwortung, Mitverantwortung und bewusst angenommene Abhängigkeit erweitert werden muss. Die psychologischen Kategorien gelingenden Lebens mit Demenz,[260] die Andreas Kruse vorgestellt hat, stehen im Hintergrund vieler Äusserungen und Praktiken der Selbstsorge, die in den Generativitätsdokumenten zum Ausdruck kommen. Gerade in spiritueller Hinsicht zeigt sich aber, dass Betroffene auch in Situationen der Heimatlosigkeit und Fremdheit für sich selbst sorgen können. Dies gilt sogar dann, wenn sie ihre Situation nicht annehmen können, weil sie entweder kognitiv gar nicht mehr dazu in der Lage sind oder sie bewusst nicht annehmen *wollen*. Gerade Zeiten der Angst und Verunsicherung können auch zu Schlüsselmomenten der Selbstsorge werden. Denn Menschen sind in Krisen verletzlich und öffnen sich dabei für Neues, vielleicht auch Überraschendes. Gerade dann, wenn die Suche nach dem eigenen Spiegelbild in den Hintergrund tritt, können spirituelle Erfahrungen wichtig werden. Dazu gehören sowohl Erfahrungen der Leere und Verlassenheit als auch Erfahrungen neuer Sinnfülle. Und wie es Frau L. schön beschreibt, ermutigt Spiritualität manchmal auch einfach, das Leben in den je sich verändernden Umständen nochmals neu zu wagen:

---

[258]   Abt, Mut zur Seelsorge, 141.

[259]   Birkholz, Spiritual Care bei Demenz, 164.

[260]   Martina Kumlehn wendet kritisch ein: «Gerade ein Leitwert wie Selbstbestimmung, der implizit in der Selbständigkeit und der Selbstverantwortung mit gesetzt wird, ist ja keineswegs selbstevident, sondern beruht auf bestimmten Entwicklungen der transzendentalphilosophischen Selbstbewusstseins- und Subjektivitätstheorien seit der Aufklärung und setzt zugleich ganz unterschiedliche Möglichkeiten der Reflexion über Konsequenzen bei ihrem Verlust frei.» (Kumlehn, Lebensqualität imaginieren, 167)

«Wichtig bleibt die Frage, woher ich komme. Ich komme aus dem Göttlichen. Mit allen Tiefen bin ich immer wieder da dran gestossen. Auch jetzt probiere ich es.»

Vielleicht entdeckt man dabei kleine Dinge, denen man bisher keine Beachtung geschenkt hat und die nun plötzlich bedeutsam werden. Insbesondere für Sinnliches, für die Natur, für Klänge und Farben, Mitmenschliches und Gemeinschaft werden viele Betroffene empfänglich. Herr N. erzählt:

«Ich hatte in meinem Leben schon viele Spitalaufenthalte, viele Operationen, viele Krankheiten, Lungenentzündungen, Keuchhusten und noch viele andere Sachen. Die Sache jetzt, mit dem Vergessen oder etwas nicht sagen können, geht aber schon in eine Richtung ... Am Anfang war die Angst riesig. Aber jetzt freue ich mich jeden Morgen, wenn ich aufstehe und ich denke immer: Gut, den Tag können wir machen. Und am Abend denke ich: Gut, es war schön.»

Dass sich viele Menschen mit Demenz dem Hier und Jetzt vertrauensvoll öffnen, die Ressourcen der Gemeinschaft und der Leiblichkeit neu entdecken und sich dem Leben in Dankbarkeit zuneigen, zeugt von der grundlegenden Dynamik der Selbstsorge, die sich über die Suchbewegungen der Identität, im Bedürfnis nach Generativität und in der Spiritualität entfaltet und sich paradoxerweise auch durch eine gewisse Sorglosigkeit auszeichnet. Diese stellt sich nicht selten mit zunehmender Vergesslichkeit bei Menschen mit einer fortgeschrittenen Demenz ein.

Aspekte des Vergessens

Die Symptomatik der Vergesslichkeit hat der Demenz und insbesondere der Form der Alzheimer-Demenz die Bezeichnung «Krankheit des Vergessens» zugetragen. Die Hermeneutik lehrt aber, dass Vergessen nicht immer negativ verstanden werden muss. Dem Vergessen als Fehlfunktion in rationaler Hinsicht steht ein selektives Vergessen gegenüber, das sogar als Bedingung des funktionierenden Gedächtnisses vorauszusetzen ist. Die Fähigkeit zum selektiven Vergessen sei ein Glück, meint Paul Ricœur, und neben der *ars memoriae* sei daher auch die *ars oblivionis* hochzuschätzen.

Er analysiert, wie innerpsychische und gesellschaftliche Prozesse neben individuellen und kollektiven Gedächtnisleistungen auch andauernd durch Vergessen gesteuert werden, sei dies positiv durch eine notwendige Selektion dessen, was gerade wichtig ist oder eben nicht, oder sei es negativ durch psychische Verdrängungsmechanismen und politische Strategien des Gedächtnismissbrauchs.[261] Aber auch wenn wir uns im Alltag über Vergesslichkeit ärgern oder durch Verdrängung, Zensur und Vergessenszwänge gegeisselt werden, behält das Vergessen gemäss Ricœur doch auch «eine ehrenhafte und wohltätige Funktion»[262]; denn es hilft, etwas loslassen zu können und sich für den Augenblick zu öffnen.

Vergessen

Die Übertragung auf die Situation mit Demenz darf nicht schnell geschehen. So ist es ganz bestimmt kein Glück, aufgrund von Demenz zu vergessen; das Vergessen wird – zumindest in frühen Phasen von Demenz – als schmerzlichen Verlust und eine Bedrohung für das Selbst sowie für die Selbstsorge im Sinne von Selbstkontrolle und -bestimmung wahrgenommen. Ricœurs Geschichtsmodell weist in der Anwendung auf Situationen mit Demenz somit offensichtliche Grenzen auf. Auch die Selbstsorgeaktivitäten, von denen die Generativitätsdokumente berichten, scheinen gegen die Preisgabe des Vergessens anzusteuern. Betroffene bewahren die eigene Lebensgeschichte, indem sie Erinnerungen dokumentieren, möchten lieb gewonnene Aktivitäten wie das Singen in einem Chor oder Gartenarbeit kontinuierlich weiterpflegen – und eben *nicht* vergessen. Sie halten fest an Rollen, die sie innerhalb der Familie einnehmen.

Und dennoch: Viele Erzähler und Erzählerinnen freuen sich auch, wenn zunehmend die Töchter und Söhne die Initiative ergreifen, um Verlusterfahrungen auszugleichen und den Zusammenhalt in der Familie – für die Gegenwart und in die Zukunft hinein – zu stärken. Ich zitiere nochmals Herrn W.:

> «Füreinander da zu sein und zu merken, wenn jemand etwas braucht, ist wichtig im Leben. – Das spüre ich jetzt ganz besonders, wo ich allein bin. Meine Tochter kommt meistens samstags oder sonntags und kocht – sie

---

261 Vgl. Ricœur, Die vergangene Zeit lesen, 69–156.
262 A. a. O., 140f.

kocht sehr gut. Und das Essen reicht dann noch für Montag und Dienstag. Dafür bin ich ihr dankbar.»

Herr W. begegnet der zunehmenden Hilfsbedürftigkeit realistisch und entwickelt eine dankbare Haltung gegenüber seiner Tochter, deren Essen er geniesst. Hier zeigt sich ein weiterer wichtiger Zug von Selbstsorge, der leicht als passives Geschehen vernachlässigt werden könnte, aber wesentlich auch mit einem aktiven Beitrag verbunden ist: Das sorgende Selbst *macht* sich selbst in der Dankbarkeit empfänglich für die vertrauensvolle Erfahrung, dass in aller Verlassenheit Verlass ist. Diese Gewissheit kann sich auf andere Menschen oder Gott beziehen und entspricht in religiöser Hinsicht den Worten Jesu in Mt 6,25–34 mit der Botschaft: «Sorgt euch also nicht um den morgigen Tag, denn der morgige Tag wird für sich selber sorgen.»

Wie Odo Marquard in seinen «endlichkeitsphilosophischen» Gedanken schreibt, wird ein solcher Einstellungswandel von vielen älteren Menschen vollzogen. Man lerne, Ich-Ideale, Machbarkeitsideologien und «Zukunftsillusionen» zu entlarven und das Leben so zu nehmen, wie es ist.[263] Dies bestätigen die lebensgeschichtlichen Dokumente von Menschen mit Demenz ebenfalls: Trotz Vergessen bleiben Momente des Glücks. Es muss nicht mehr alles beherrscht werden. Sich mit dem Leben zu arrangieren, kann auch heissen, es gut sein zu lassen. Gerade in Bezug auf narrative Ansätze ist daher ein Hinweis bedenkenswert, den der Vater von Arno Geiger gibt, als er sich plötzlich weigert, dem Sohn noch weiter aus seinem Leben zu erzählen. Das Zitat aus Geigers Buch *Der alte König in seinem Exil* lautet:

> «Es ist nicht das erste Mal, dass ich sage, ich befasse mich nicht mehr mit den Dingen, die ich gemacht habe, weil ich der Meinung bin, diese Sachen sind erledigt und zu Ende.»[264]

Selbstsorge erhält hier auch einen Anteil an Sorglosigkeit, die eine heilsame, spirituelle Tiefe haben kann.

---

[263] Marquard, Endlichkeitsphilosophisches, 71.
[264] Geiger, Fragmente, 587.

Verzeihen

Die jüdische Philosophin Hannah Arendt spricht von zwei «Heilmitteln», die der Sorge in der Zeit eine neue Ausrichtung geben.[265] Das erste «Heilmittel» ist das «Heilmittel gegen Unwiderruflichkeit – dagegen, dass man Getanes nicht rückgängig machen kann». Es liegt für Hannah Arendt in der Fähigkeit des Menschen, zu verzeihen.[266] Dass die dynamische, befreiende Kraft des Verzeihens nicht ohne die Gemeinschaft stattfinden kann, ist für sie ein zentraler Gedanke, der sich in einer Bemerkung aus dem Generativitätsdokument von Herrn T. bestätigt:

> «Ich möchte auch, dass sich meine Söhne einmal selber bei mir melden. Es tut weh, dass ich gar nichts von ihnen höre. Ich war immer gut zu ihnen, aber das ist offenbar zu wenig angekommen.»

Herr T. beteuert seine Unschuld und ist doch beunruhigt, weil sich seine Söhne nicht bei ihm melden. Er braucht diejenigen, mit denen er sich als Vater verbunden fühlt und die ihn bestätigen und in der Schuldfrage entlasten könnten, als Gegenüber. So schreibt auch Hannah Arendt im Rückgriff auf das «Unser Vater»-Gebet: «Gäbe es nicht eine Mitwelt, die unsere Schuld vergibt, wie wir unseren Schuldigern vergeben, könnten auch wir uns kein Vergehen und keine Verfehlung verzeihen».[267] Der Mensch braucht das verzeihende Gegenüber nicht zuletzt, damit die Erzählung weitergehen kann, sei es mit eigenen Worten oder in den Erzählungen der Angehörigen. Nicht nur ein in der Erzählung geheiltes Bewusstsein ist also erstrebenswert; im Blick auf die psychotherapeutische Vergessenskunst spricht Harald Weinrich auch von einem «befriedeten Vergessen».[268] Verzeihen stiftet Frieden mit sich und der eigenen Vergangenheit.

---

[265] In kritischer Auseinandersetzung mit dem Selbstsorgebegriff hebt auch der Theologe Rolf Schieder die heilsame Kunst der «Selbstverendlichung» hervor. Sie bewahre Menschen davor, sich selbst zu überfordern: Vergangenes, das nicht mehr rückgängig gemacht werden kann, zu hintersinnen, oder Zukunft, die unvorhersehbar ist, zu verplanen. Schieder grenzt sich ab von einer Lebenskunst, bei der die Souveränität des Selbst im Vordergrund steht (Schieder, Seelsorge und Selbstsorge, 111; vgl. auch Pilgram-Frühauf, Gespiegeltes Selbst).

[266] Arendt, Vita activa, 301.

[267] A. a. O., 310f.

[268] Weinrich, Lethe, 174.

Versprechen

Auch im Blick auf die Zukunft birgt das demenzielle Vergessen Probleme. Narrative Identität, die sich auf die Geschichte einer Person bezieht, ist eine bedrohte Identität, wenn die historische Stabilität, die der Geschichte und der Möglichkeit, weiterzuerzählen, zugrunde liegt, wankt. Denn was geschieht, wenn Demenzbetroffenen ihre verbale Ausdruckskraft abhandenkommt? Wie kann man in der Gemeinschaft «ein Selbst aufrechterhalten, das sich auf der narrativen Ebene aufzulösen droht?»»[269] Emil Angehrn bringt es auf den Punkt: «Nicht nur dass uns heute das Vergangene, sondern dass uns künftig die Erinnerung entgleitet, ist das Leiden am schwindenden Gedächtnis», schreibt er in seinem Buch *Vom Anfang und Ende*.[270] Der Abgrund des Sichselbstvergessens könne sich zudem durch die Erfahrung vertiefen, dass wir uns jenseits des eigenen Vergessens auch aus der Welt der anderen verabschieden, dass Jüngere uns «vergessen haben werden».[271]

Hannah Arendt beschreibt das zweite «Heilmittel» als «Heilmittel gegen Unabsehbarkeit – und damit gegen die chaotische Ungewissheit alles Zukünftigen»; es liegt für sie «im Vermögen, Versprechen zu geben und zu halten».[272] Sie spielt auch hier auf die Existenz eines Du an, das Angebote macht, so dass sich jemand in der Gemeinschaft, im Wir spiegeln kann. Daraus entspringt das gegenseitige Versprechen, im Zeichen der fortwährenden Mitverantwortung und Teilhabe man selbst bleiben zu können. Der Hinweis zur Offenheit, den Herr B. wiederholt äussert, mutet auf diese Wiese wie ein heilsames Versprechen an:

> «Das möchte ich gerne weitergeben: diese Offenheit für die verschiedensten Dinge, für die Erfahrungen von anderen und für das, was sich in mir selbst verändert, was stagniert oder was sich weiterentwickelt im grossen Lebensstrom.»

Gegenläufig zum Verzeihen, das zu einem «befriedeten Vergessen» führt, könnte man sagen, dass das Versprechen als ein befreites Vergessen in die Zukunft weist. Es vermag sich sowohl der planerischen Zwänge als auch

269   Ricœur, Selbst als ein Anderer, 205.
270   Angehrn, Vom Anfang und Ende, 117.
271   A. a. O., 118.
272   Arendt, Vita activa, 301.

der bedrohlichen Ungewissheiten zu entledigen. Auch die Scham, als Reaktion auf eigene, soziale und kulturelle Erwartungen, die nicht erfüllt werden können, vermag durch ein solches im Verzeihen befriedetes und im Versprechen befreites Vergessen entkräftet zu werden. Nachhaltig wirken diese «Heilmittel» gemäss Hannah Arendt allerdings nur in der Begegnung mit anderen, die mir, was auch immer noch kommen mag, die Treue halten: «Versprechen, die ich mir selbst gebe, und ein Verzeihen, das ich mir selbst gewähre, sind unverbindlich wie Gebärden vor dem Spiegel.»[273]

Zeigen sich hier die Grenzen des Spiegels? Das, was dem Verzeihen und Versprechen als Selbstsorge Gültigkeit verleiht, ist das Vertrauen, das man braucht, um vom Spiegel wegtreten und einander von Angesicht zu Angesicht begegnen zu können. Obschon ich den Spiegel als Metapher für die Selbstsorge bei Demenz verwende, möchte ich betonen, dass er gerahmt und somit auch begrenzt ist. Dort, an den Rändern, führt er über reflexive Formen der Selbstsorge hinaus in eine Sorglosigkeit, die ein Leben in Gemeinschaft und Vertrauen auszeichnet.

---

[273] A. a. O., 302.

VI. Spiritual Care zwischen Selbstsorge und Fürsorge

Welchen Beitrag leistet kirchliche Seelsorge als spezialisierte Spiritual Care und in welchem Verhältnis steht sie zur Selbstsorge der Umsorgten?[274] Diese Frage, die Foucault aufgeworfen hat und die bis heute brisant ist, möchte ich zum Schluss nochmals stellen. Denn die hermeneutischen Überlegungen haben ja gezeigt, dass das Phänomen Demenz nicht nur aus unterschiedlichen Blickrichtungen gedeutet werden kann, sondern dass umgekehrt die demenziellen Auswirkungen und die Art und Weise, wie Betroffene damit umgehen, auch Konsequenzen für unser Menschenbild haben. In dem Masse, wie Situationen mit Demenz einen differenzierten Selbstsorgebegriff verlangen, der auch leibliche, emotional-affektive, gemeinschaftliche und passive Erfahrungen umfasst, vermögen sie auch zum Verstehen der Möglichkeiten und Grenzen von Spiritual Care als Fürsorge beizutragen.

Revision des Selbstsorgebegriffs

Der Versuch, Berührungspunkte und Schnittflächen zwischen Selbstsorge, Seelsorge und interprofessioneller Spiritual Care bei Demenz ausfindig zu machen, brachte nach begrifflich-konzeptionellen Klärungen und theologisch-seelsorglichen Deutungen die vielfältigen Formen und den reichen Erfahrungshintergrund autobiografischer Erzählungen von Menschen mit Demenz zur Geltung. In den Generativitätsdokumenten bestätigt sich zunächst das von Foucault beschriebene, antike Konzept der Sorge um sich: Sie weisen nicht nur auf kognitive, sondern auch auf eine Vielzahl leiblicher, emotionaler und sozialer Formen der Selbstsorge hin; Selbstsorge verbindet sich mit der Fähigkeit und Bereitschaft, sich auch für andere zu engagieren und sich selbst als verantwortlichen Teil innerhalb der Gemeinschaft zu erleben. Hinter diese von Foucault mitgeförderte Kultur der Ermöglichung und Ermutigung, die einem Selbst immer

---

[274] Vgl. zum Folgenden auch: Pilgram-Frühauf, Gespiegeltes Selbst.

wieder neue Anfänge und Aufbrüche zugesteht, darf auch Spiritual Care nicht zurückgehen.

Bei der Analyse der lebensgeschichtlichen Zeugnisse wurde aber auch klar, dass es nur beschränkt möglich ist, den Foucault'schen Selbstsorgebegriff auf Situationen mit Demenz anzuwenden. Betroffene erzählen davon, wie die Krankheit ihr Selbstbild und selbstverständliche Sicherheiten infrage stellt und der Lebenskunst im Sinne einer Selbstperfektionierung im Weg steht. Lässt man aber von gewissen Leitvorstellungen, Erwartungen an Geschwindigkeit, Aktivität und Autonomie, einmal ab, lehren demenzielle Veränderungen gelegentlich auch, sich nicht permanent selbst definieren, die Vergangenheit hintersinnen und die Zukunft verplanen zu müssen. Offenheit für Unverfügbares zu pflegen, spielt bei der Auseinandersetzung mit einer beginnenden Demenz oftmals eine zentrale Rolle.

So zeigen die Untersuchungen insbesondere unter einem spirituellen Blickwinkel, dass der Selbstsorgebegriff zu kurz greift, wenn man ihn nur mit Foucault versteht. Indem dieser die lebenskünstlerischen Bemühungen des Menschen um sich selbst von (früh)christlichen Zeugnissen der Selbstsorge abgegrenzt hat, ist ihm entgangen, dass Religion die Dimensionen der Selbst- und Mitverantwortung und der bewusst angenommen Abhängigkeit mitträgt und einen Rahmen für sie bilden kann: Sie stützt die Suche nach Identität durch leibliche Übungen, Rituale und Symbole, Lieder und Musik, knüpft Identität nicht nur an das zeitliche Kontinuum von Erinnerungen, sondern würdigt jeden einzelnen Menschen als Teil der Gemeinschaft.

Vor allem aber kann sich spirituelle Selbstsorge – in Erweiterung der psychologischen Kategorien der Selbstverantwortung, Mitverantwortung und bewusst angenommenen Abhängigkeit – auf eine Transzendenz hin öffnen, die die Selbstsorge auch in Momenten des Zweifelns, der Klage und der Sprachlosigkeit nicht ins Leere laufen lässt. Rituale oder symbolische Formen der Kommunikation, zum Beispiel der Wunsch nach dem Zuhause und die Frage nach einer Beheimatung, helfen, diese Spannung zwischen Aktivität und Passivität, zwischen einem Streben nach Ganzheit und Erfüllung und der Offenheit für Passives und Unverfügbares auszuhalten. Sie deuten darauf hin, dass existenzielle Ambivalenzen nicht in einer strikten Trennung zwischen aktiv und passiv bestehen, dass sich vielmehr gerade in spirituellen Erfahrungsräumen und Selbstsorgeformen passive und aktive Aspekte durchdringen und sich Menschen auch in schmerzlichen Situationen und trotz zunehmender Beeinträchtigung ermächtigt fühlen können.

Aufgaben interprofessioneller Spiritual Care

Solche Befunde zur Selbstsorgethematik im Kontext von Demenz erschliessen ein Diskursfeld, in dem auch die interprofessionelle Spiritual Care und im Speziellen die kirchliche Seelsorge auf dem Prüfstand stehen und sich mit ihren eigenen Spiegelbildern auseinandersetzen müssen. Welche Aufgaben hat die Spiritual Care in einer Zeit, in der säkulare Systeme immer mehr Leistungen erwarten und erbringen, Sicherheit garantieren, Sinnangebote liefern und Selbstsorgekompetenzen befördern?

Spiegelbilder können entweder Fluchtreaktionen hervorrufen oder zu Korrekturen und Schönheitskuren führen, die sich nach der Mode richten. Dies wäre aber ein Ausweichen vor der Frage, was es in der heutigen Zeit für spirituell Begleitende bedeutet, sich selbst fürsorglich einzubringen. Diese Frage wurde ja durch den Selbstsorgefokus nicht verdrängt, sondern ergänzt und lässt sich nun vor dem Hintergrund der Selbstäusserungen von Menschen mit Demenz nochmals neu angehen. Denn modellhaft zeigen die Ebenen des Erzählens und die unterschiedlichen Formen der Selbstsorge im Rahmen der *Dignity Therapy* Möglichkeiten und Grenzen auf, innerhalb derer der seelsorglichen und gesundheitsberuflichen Spiritual Care verschiedene Aufgaben zur Mitgestaltung zukommen.[275]

Wahrnehmung identitätsstiftender Sinnerfahrungen

Menschen mit Demenz können über das leibliche Gedächtnis auf das zurückgreifen, was ihnen immer schon wichtig war: auf die Verbundenheit mit der Familie, mit der Natur, auf künstlerische Begabungen oder religiöse Rituale, auf ihre Beziehung zu Gott. Ist im fürsorglichen Rahmen der Stellenwert der Selbstsorge erkannt und lässt er expliziten wie auch impliziten Formen von Spiritualität Raum, so können Betroffene diese auch dann weiterpflegen, wenn ihre Erkrankung fortschreitet. Oder sie können auch neue und überraschende spirituelle Ressourcen entdecken.

---

[275]   Zur Spiritual Care mit ihren vielfältigen Ausrichtungen und Anknüpfungspunkten vgl. z. B. auch: Peng-Keller, «Spiritual Care» im Werden; ders., Professionelle Klinikseelsorge.

Interprofessionelle Spiritual Care schärft das Bewusstsein, dass der Vielfalt und Dynamik menschlicher Spiritualität, hinter der Assessments und Modelle im Gesundheitskontext immer ein Stück weit zurückstehen, nur durch eine sensible, offene und personzentrierte Wahrnehmung zu begegnen ist.[276] Wenn jemand selbst nicht mehr Auskunft geben kann, sind Begleitende und Betreuende herausgefordert, Selbstsorgehandlungen als solche zu erkennen, anzuregen, ausprobieren zu lassen und vor allem aufgrund von nonverbalen Zeichen zu prüfen, welche aktiven oder passiven Sinnerfahrungen subjektiv sinnstiftend sind; denn alles, was Menschen tun und vor allem auch gemeinsam erleben, prägt und beeinflusst, wie sie sich selbst wahrnehmen. Das Gefühl wird gestärkt, bei allem Schmerzlichen und Befremdlichen auch Vertrautes um sich zu haben und «bei sich» zu sein.

Christliche Seelsorge wird als spezialisierte Spiritual Care dann zu einer lebenspraktischen Begleiterin von Individuen und Gemeinschaften, die von Demenz betroffen sind, wenn sie den Fokus auf deren Selbstsorge legt und Mitarbeitende aus Pflege und Medizin für die spirituellen Bezüge mitten im Alltag sensibilisiert. Ausgehend vom Individuum unterstützt sie Menschen in Veränderungsprozessen und gesundheitlichen Krisen dabei, sich nicht über Diagnosen, Einschränkungen und Pflegebedürftigkeit zu definieren, sondern sich auch angesichts der eigenen Verletzlichkeit und Endlichkeit für neue Sinndeutungen des Lebens zu öffnen. In diesem Rahmen zeigt sich eine erste, phänomenologisch-hermeneutisch ausgerichtete Aufgabe, die für seelsorgliche Spiritual Care in Gesundheitsinstitutionen bedeutsam ist. Sie liegt darin, die dynamische Beseeltheit individueller Symbole und Rituale wahrzunehmen, aber auch aus dem reichen Schatz traditioneller Texte, Lieder und Liturgien zu schöpfen.

Dabei wird auch die Frage wichtig, wie Menschen zu begegnen ist, die keiner Glaubensgemeinschaft zugehören. Woher erhalten sie den Vertrauensvorschuss, der beheimatet und dem Individuum immer schon eine unabdingbare Würde und Identität zuspricht? Statt sich von dieser oft vorgebrachten Frage verunsichern zu lassen, verweist John Swinton schlicht auf die Aufgabe der Kirche und der christlichen Gemeinde, auch säkulare Lebensumfelder und Einrichtungen zu unterstützen; ihr Beitrag vor dem

---

[276]   Zu diesem Ergebnis kommt auch Bruce Rumbold in seinem Überblicksartikel zu verschiedenen Modellen von Spiritual Care: «so that health-care spirituality models can never be seen as comprehending the richness and diversity of human spirituality» (Rumbold, Models, 182).

Hintergrund des christlichen Glaubens sei es, immer wieder auf die Menschen selbst zuzugehen und sie vorbehaltlos als Subjekte wahrzunehmen.[277] Auch aus den vorliegenden Untersuchungen geht hervor, dass es bei allen Fürsorgebestrebungen zum seelsorglichen Auftrag gehört, die Initiativen zur Selbstsorge, die sich nicht selten auch in herausfordernden Situationen verbergen, überhaupt wahrzunehmen, durch ein vertrauensvolles Umfeld zu fördern und validierend und, wenn gewünscht, mit Symbolen und Texten aus der religiösen Tradition darauf zu antworten.[278]

Unterstützung von Gegenseitigkeit

Eine zweite Aufgabe ergibt sich aus der Perspektive, dass Selbstsorge immer auch im gemeinschaftlichen Handeln liegt und die Sorge für andere mit einschliesst. Nicht die fürsorgliche Haltung der Seelsorge, des Pflegepersonals oder der Aktivierungstherapie steht im Vordergrund, sondern die vielfältigen Beziehungen und Begegnungen, die auch von den Betroffenen selbst ausgehen. So ist das Ziel der Seelsorge auch nicht die Optimierung pastoraler Anleitung und Führung, sondern wie es Hermann Steinkamp beschrieben hat: eine «Zugehörigkeit», die dadurch entsteht, dass alle, auch Menschen mit Demenz und allgemein Menschen, die einer besonderen Pflege und Betreuung bedürfen, spüren, dass «sie gebraucht werden [...] und Wichtiges zu sagen haben».[279] Vor dem Hintergrund der christlichen Botschaft vermögen Seelsorgende auf ein Menschenbild aufmerksam zu machen, das sich nicht einseitig an Selbstbestimmung, Kompetenzen, Techniken und Leistung orientiert, sondern in grundsätzlicher Weise von Beziehungen getragen ist. Diesen entspringt eine Selbstsorge-Dynamik, die immer auch mit der Sorge um andere und damit auch mit einer Gemeinschaft verbunden ist, die die Selbstsorge des Einzelnen mitträgt. Im Glauben an die christliche Botschaft ist diese Gemeinschaft die Kirche. Darüber hinaus hat die Seelsorge aber auch die Aufgabe, sich für politische und zivilgesellschaftliche Ermöglichungsräume von Selbstsorge zu interessieren und diese zu unterstützen.

---

[277]   Swinton, Forgetting, 260f.
[278]   Vgl. Stuck, Seelsorge, 193ff.: Lukas Stuck beschreibt diese drei Aspekte als Wahrnehmungs-, Reflexions- und Gestaltungskunst im Rahmen spiritueller Begleitung von Menschen mit Demenz.
[279]   Steinkamp, Seelsorge als Anstiftung zur Selbstsorge. ... auch im Hospiz?, 76.

Die fürsorgliche Perspektive gibt Menschen mit Demenz während der Veränderungen, die sie erleben, die nötige Sicherheit – wie es für einen Menschen grundsätzlich unabdingbar ist, dass er andere um sich hat, an denen er sein Selbst messen, spiegeln und formen kann. Fürsorge muss jedoch immer auch im Blick haben, dass Menschen im Alter und mit Demenz nicht nur Objekte von Betreuung sind, sondern trotz der Beeinträchtigungen als Subjekte ihrer Lebensführung zur Gesellschaft gehören und auf ihre Weise zu ihr beitragen können. Unter dem Blickwinkel der Generativität gewinnen innerhalb der interprofessionellen Spiritual Care daher auch zivilgesellschaftliche Leitbegriffe wie Teilhabe und Partizipation an Bedeutung: Menschen mit Demenz sollen sich aktiv einbringen können, sei es, dass sie selbst Handlungen durchführen oder einfach mit dabei sind und sich als Teil einer Gemeinschaft erleben. Generativität kennt vielfältige Formen und zeigt sich nicht immer direkt. Sie kann auch darin liegen, anderen nicht zur Last fallen wollen, oder darin, sich für jüngere Menschen zu interessieren, obschon einiges an ihnen vielleicht irritierend und fremd ist. Sie kann sich in einer grosszügigen Dankbarkeit äussern, die für die Fürsorgenden wohltuend ist. Der Gedanke, dass eine generative Teilhabe auch jenseits von sichtbarer Aktivität und Aktivierung möglich ist, stärkt den Selbstsorgefokus gerade auch im Blick auf fortgeschrittene Stadien von Demenz. Man darf sich zurückziehen und bleibt trotzdem aktiver Teil der Gemeinschaft, die einem am Herzen liegt. Menschen mit Demenz pflegen Generativität letztlich auch insofern, als ihr Umgang mit demenziellen Veränderungen Vorbildcharakter für jüngere Generationen haben kann, die sich auch mit ihrem eigenen Älterwerden und der Möglichkeit, an Demenz zu erkranken, auseinandersetzen.

Kritische Arbeit am Menschenbild

Gerade in Grenzsituationen mit Demenz und in Anbetracht der Ränder und Abgründe des Erzählens drängt sich noch eine dritte Aufgabe auf. Sie gründet in der Beobachtung, dass landläufige Konzepte von Selbstsorge und Lebenskunst auch überfordern können. Ein Menschenbild, zu dem Machbarkeit und Selbstbestimmung, aber keine Bedürftigkeit, kein Angewiesensein auf andere gehören, mag zwar in Mode sein, nachhaltig hilfreich ist es meistens nicht. Im Alter, in gesundheitlichen Krisen und im Zusammenhang mit einer Demenz können individuell eingeübte Selbstsorgepraktiken plötzlich an Grenzen stossen und Anpassung und Neuausrichtung des Selbst- und vielleicht auch Menschenbildes nötig machen. An der Gabelung zwischen Aktivität und Passivität, dem menschlich Machbaren und Gestaltbaren und dem Unverfügbaren zeigt sich die spezifische Funktion kirchlicher Seelsorge als kritische (und selbstkritische) besonders gut.[280] Henning Luther formuliert es grundsätzlich: Weil christliche Spiritualität etwas mit dem ganz Anderen zu tun hat, das uns widerfährt, ist Seelsorge «immer kritische Seelsorge, kritisch gegen Konventionen des Alltags, gegen vorgegebene soziale und religiöse Normen und Rollen».[281]

Eine kritische Rolle ist allerdings nur dann lebensdienlich, wenn sie auch konstruktiv ist. Seelsorge kann sich innerhalb des Gesundheitswesens verorten, sozialpolitisch beteiligen und sich dabei für ein Verständnis von Spiritualität einsetzen, das sich, offen für Unerwartetes und Unverfügbares, auch dem Drang widersetzt, die spirituelle Dimension dienstbar zu machen und als Gütesiegel von Lebensqualität anzupreisen. Sie kann in pflegerischen und medizinischen, politischen und soziokulturellen Arbeitsfeldern hellhörig machen für die Erfahrungen von existenziellen Brüchen und spirituellem Leiden – und dafür, wie wichtig es ist, sich dabei von den entsprechenden Institutionen nicht bevormundet, aber gehalten zu fühlen.[282] Ohne eine neue Pastoralmacht begünstigen zu wollen, stellt Seelsorge in solchen Situationen einen unterstützenden Rahmen zur Verfügung, in dem ein Mensch sich immer wieder auch neu sehen kann: Er lernt vielleicht, zu anerkennen, dass der Spiegel immer nur Ausschnitte der Wirklichkeit wiedergibt, zugleich aber auch neue Sichtweisen und Blickwinkel aufzeigen kann.

Paradox: Sorge und Sorglosigkeit

Demenz kann an Grenzen führen, die als Riss durch die Welt und durch uns selbst gehen und die den Spiegel der Selbstsorge zerbersten lassen. Der «heimliche Riss»[283] der Fremdheit, von dem Paul Ricœur schreibt, ist nicht aus der Welt zu schaffen. Die autobiografischen Zeugnisse von Menschen mit Demenz zeigen jedoch auch, dass das Erzählen an diesen

---

[280] «Kritisch» wird hier wörtlich im Sinn des Unterscheidens vom griechischen Verb *krínein* her verstanden, von dem auch das Wort «Kriterium» abstammt.
[281] Luther, Religion und Alltag, 231.
[282] So lautet auch eine Schlussfolgerung, in: Rumbold, Models, 182.
[283] Ricœur, Selbst als ein Anderer, 205f.

Riss heranführen und diesen sogar überspannen kann. Vielfältige Bestrebungen sind erkennbar, sich selbst, die anderen und die Welt zu verstehen und sich auch in der Suche nach klärenden Symbolen immer wieder neu für sie zu öffnen. Sie zeugen vom Mut, sich selbst gegenüber weder gleichgültig zu werden noch im «stoischen Stolz starrer Selbstbeharrlichkeit» zu verweilen, sondern stattdessen in «der Bescheidenheit der Selbst-Ständigkeit»[284] den ambivalenten Modus der Selbstsorge zwischen Sorge und Sorglosigkeit auszuhalten und auszubalancieren. Könnte es sein, dass in dieser Haltung die Selbstsorge nicht als beherrschbare Technik in den Blick kommt, sondern als eine hermeneutische Kategorie, die alle Facetten menschlicher Existenz mit ihren kognitiven und leiblichen, individuellen und gemeinschaftlichen, aktiven und passiven Prozessen umfasst und so immer auch eine spirituelle Tragweite hat?[285] Als Leitkategorie der Wahrnehmung von Situationen und dynamischen Veränderungen mit Demenz kommt Selbstsorge den Betroffenen zugute, indem sie darauf hinweist, dass alle Menschen zur Sorge fähig sind und in einem grösseren oder kleineren Rahmen Verantwortung übernehmen können. Sie fördert ein verständnisvolles, offenes Miteinander aber gerade auch dadurch, dass sie auch die Grenzen ernst nimmt, ohne diejenigen auszuschliessen, die an ihnen leiden und der Fürsorge bedürfen.

Wie die Selbstsorge von Menschen mit Demenz kennt letztlich auch jede von der Selbstsorge der Betroffenen inspirierten Fürsorge die Spannung zwischen Sorge und Sorglosigkeit. Gemäss den Ausführungen von Simon Peng-Keller wird der christliche Heilungsauftrag der Seelsorge als spezialisierter Spiritual Care sogar ganz wesentlich von ihr bestimmt. Sie kann in mindestens zwei Richtungen entfaltet werden.[286]

Zum einen liegt sie in den unterschiedlichen Professionalisierungsgraden, in denen sich Spiritual Care insgesamt als lebendiges Geschehen auffächert. So strebt Seelsorge im Kontext des säkularisierten Gesundheitswesens eine Professionalisierung und Spezialisierung an, die sich beispielsweise in besonderen Kompetenzen im Bereich der Seelsorge für Menschen mit Demenz bemerkbar macht. Hier steht Seelsorge als spezia-

---

[284]   A. a. O., 206.

[285]   Vgl. Kubik, Selbstbestimmung, 194: Im Zusammenhang einer Diakonik mit Demenz plädiert auch Andreas Kubik dafür, Selbstbestimmung als eine hermeneutische Kategorie aufzufassen, die Aussenstehenden helfe, Menschen mit Demenz zu verstehen.

[286]   Vgl. zum Folgenden die umfassende Darstellung: Peng-Keller, Klinikseelsorge als spezialisierte Spiritual Care.

lisierte Spiritual Care im weiten Feld interprofessioneller Zusammenarbeit, in dem sich gesundheitsberufliche oder soziale Fachpersonen durch fundierte Ausbildungs- und Weiterbildungsangebote für empirisch geprüfte Interventionen wie zum Beispiel die *Dignity Therapy* qualifizieren. Dieser Tendenz zur Professionalisierung, die auch mit entsprechenden Evaluationen verbunden ist, steht ein anderer Spiritual-Care-Ansatz gegenüber, der bei den *caring communities* ansetzt und eher das ehrenamtliche Engagement stark macht. Spiritual Care als heilsames Geschehen ereignet sich nach diesem Verständnis gewissermassen in einer methodischen Sorglosigkeit. Anders als etwa mit Seelsorgenden, die über hermeneutische, kommunikative und rituelle Expertisen und Kompetenzen verfügen und diese reflektieren, beruht spirituelle Begleitung innerhalb von Familienbeziehungen, nachbarschaftlichen Kontakten oder Freiwilligenangeboten eher auf niederschwelligen, räumlich und sozial naheliegenden Fürsorgestrukturen.

Die andere Spannung, in der alle Formen von Spiritual Care stehen, ist diejenige zwischen (professioneller oder ehrenamtlicher) Sorge und der Unverfügbarkeit der Spiritualität als Wirken des Geistes.[287] Sie äussert sich im Paradox, dass Vor- und Fürsorgebemühungen immer unter dem Vorbehalt unvorhersehbarer, überraschender Wendungen stehen und gerade im Bereich der Spiritualität auch ganz andere Formen der Selbstsorge auftauchen können, als Seelsorgende und Begleitende es vielleicht erwarten. Auch in den gegenwärtigen Diskussionen um die klinische Seelsorge sind die unterschiedlichen Haltungen ablesbar. Am einen Pol gruppieren sich wirksamkeits- und ergebnisorientierte Ansätze, am andern steht die durch Carl Rogers grundlegend beförderte Präsenzorientierung, die auch achtsamkeitsbasierte therapeutische Verfahren prägt. Die Spannung zeigt sich darin, dass Seelsorge die heilsame Präsenz, die sie vermitteln möchte, nicht aus sich selbst, auch nicht aus den Kompetenzen der Seelsorgenden schöpft, sondern in der Freiheit des Geistes geschenkt bekommt. In dem Masse, als die Offenheit dafür kultiviert, immer wieder neu geweckt und in kommunikative Interaktionen eingebettet wird, wird diese Freiheit identitäts- und gemeinschaftsbildend wirksam.

Im Schnittpunkt dieser doppelten Paradoxie, die der Spiritual Care zwischen professionellen Kompetenzen und freiwilligem Engagement, zwischen Fürsorgebemühungen und Unverfügbarkeit eingeschrieben ist,

---

[287] Vgl. Joh 3,8: «Der Wind weht, wo er will [...].»

wirkt schliesslich auch die Selbstsorge der Fürsorgenden bei der sorgenvollen Orientierung an kognitiven und anderen Defiziten entlastend – und
öffnet vielleicht umso mehr den Blick für die Selbstsorgeäusserungen der
Betroffenen. Gemäss Tom Kitwood liegt hier geradezu der «Kernpunkt»
der «neuen Kultur» personzentrierter Pflege, die sich von der biomedizi-
nischen Sichtweise abgrenzt: Fürsorge bedeutet nicht, die «eigenen Sorgen, Gefühle, Verletzlichkeiten usw. zur Seite zu stellen und die Arbeit auf
vernünftige und effiziente Art zu erledigen» (gewissermassen um die Defizite der Umsorgten zu kompensieren); vielmehr ruft Kitwood dazu auf,
mit den «eigenen Sorgen, Gefühlen, Verletzlichkeiten usw. in Kontakt zu
stehen und sie in positive Ressourcen für unsere Arbeit umzuwandeln».[288]
Vor dem Hintergrund einer differenzierten Deutung von Selbstsorge, die
bei Menschen mit und ohne Demenz in unterschiedlichen Spannungsfeldern stattfindet, lässt sich dieses Anliegen auf Spiritual Care ausweiten:[289]
Die religiös-spirituellen «Kernpunkte» der sich entwickelnden Sorge-«Kultur» interprofessioneller Spiritual Care machen deutlich, dass die fürsorglichen Akteurinnen und Akteure neben aller Arbeit und bei allem Engagement immer wieder auch Empfangende sein können.

Um diesen abschliessenden Gedanken zu illustrieren, greife ich auf
eine Situation zurück, die ich selbst miterlebt habe: Die Pflegefachfrau in
einer Tagesklinik für Menschen mit Demenz bereitete eine Gedächtnis-
übung vor. Sie verteilte auf dem Tisch ein paar Gegenstände und deckte
diese kurz darauf wieder ab. Die Gäste mussten nun herausfinden, was
sich unter dem Tuch verbarg. Frau Z. war an der Reihe und schaute zunächst ratlos vor sich hin. Offensichtlich war keiner der Gegenstände im
Kurzzeitgedächtnis haften geblieben. Dann aber erhellte plötzlich ein
Strahlen ihr Gesicht. Mit einer einladenden Geste deutete sie in die Runde
und sagte: «Die Gegenstände sind weg, aber der Tischschmuck, der bleibt,
das sind wir.» – Eine solche Aussage ist mehr als ein geschicktes Ausweichen. Frau Z. hat den Schmerz angesichts der Vergesslichkeit nicht unbe-
kümmert überspielt. Durch das Schweigen hindurch fand sie aber kreativ
und humorvoll ein Bild für das, was im Moment für sie zählte und ihr

---

[288]   Kitwood, Demenz, 236.

[289]   So lautet auch der Ansatz von Allan Kellehear (Geleitwort, 14): «Spiritual Care ist
mehr als Gespräch oder Präsenz, um spirituelle Fragen zu beantworten. Dazu gehören
auch die Teilnahme und das Behüten einer gemeinschaftlichen Suche nach dem Sinn im
Leben, Tod und Verlust. Letzten Endes hat gute Spiritual Care genauso wie eine gute Ge-
sundheitssorge mit der Einsicht in die Grenzen individueller professioneller Praxis zu tun.»

Vertrauen schenkte. Sie folgte dem ursprünglichen Impuls der Freude an den anderen – und machte damit gleichzeitig diesen anderen ein Geschenk. Mit verschmitztem Lächeln deutete sie auf die Gemeinschaft als einen «Tischschmuck», der bleibt und die brüchige Gegenwart zum erfüllten Augenblick verdichtet. – Wäre es nur um das Gedächtnistraining gegangen, hätte ich die Begegnung wahrscheinlich schon längst wieder vergessen.

Ausblick

Ressourcen und Belastungen individuell wahrnehmen und miteinander teilen, sowohl einseitig beschönigende als auch einseitig düstere und dramatisierende Demenzbilder relativieren und das Alter als selbstverständlichen Abschnitt menschlichen Lebens würdigen – hier treffen sich die Aufgaben seelsorglicher und gesundheitsberuflicher Spiritual Care mit der Selbstsorge jedes einzelnen Menschen. Statt Rezepte, die vorgeben, die Spannungen zu überwinden, brauchen Betroffene vor allem Spiegel-Erfahrungen. Gemeint sind Gespräche und Begegnungen, Symbole und Rituale, in denen sie sich mit sich selbst und mit demenzspezifischen Grenzsituationen auseinandersetzen und Räume zur Mitgestaltung entdecken können.

Wie viele Symbolbilder, die Menschen mit Demenz verwenden, ist auch der Spiegel ambivalent in seiner oftmals geheimnisvollen Undurchsichtigkeit und Zerbrechlichkeit. In der Situation «vor dem Spiegel» begegnen wir uns selbst, schwanken zwischen Empfindungen der Identifikation und der Differenz, zwischen Ich-Ideal und einer Realität, die auch zur Ernüchterung oder gar zur Selbstentfremdung führen kann. Solche Erfahrungen machen wir auch, wenn wir von uns selbst erzählen und uns nicht immer sicher sind, ob wir dabei uns selbst auf die Spur kommen oder uns in uns täuschen: Wir können im Erzählten uns selbst erkennen und lernen doch, dass auch die Sprache weder das Selbst noch die Eindrücke, die wir bei anderen hinterlassen, in einem 1:1-Verhältnis wiedergibt. Am Ende droht die Angst, dass wir uns selbst und andere nicht mehr erkennen und das Spiegelstadium menschlicher Entwicklung regressiv durchleben. Gleichzeitig kann der Spiegel helfen, Wichtiges von Unwichtigem zu unterscheiden, und den Blick für tragende und neue Perspektiven freigeben – vielleicht auch für solche, von denen man bis anhin noch gar nichts wusste.

***

Eine Haltung, die auch im Wissen um die Begrenztheit neugierig erkundend bleibt, findet sich auch in der biblischen Verwendung des Symbols bei Paulus. Im ersten Korintherbrief lokalisiert er menschliche Existenz grundsätzlich «vor dem Spiegel». Auch wenn die Selbstwahrnehmung getrübt und bruchstückhaft ist, gibt sie doch einer zeichenhaften Ich-Transzendierung im Glauben Raum und mündet in eine eschatologische Hoffnung: «Denn jetzt sehen wir alles in einem Spiegel, in rätselhafter Gestalt, dann aber von Angesicht zu Angesicht. Jetzt ist mein Erkennen Stückwerk, dann aber werde ich ganz erkennen, wie ich auch ganz erkannt worden bin.» (1Kor 13,12) Mit dem letzten Nebensatz durchwebt Paulus die eschatologische Perspektive des zeitlichen Nacheinanders von Jetzt und Dann mit der Perspektive des gleichzeitigen «immer schon»: Ich bin schon erkannt, auch wenn ich mich selbst (noch) nicht ganz erkenne. So unterschiedlich die Erfahrungen mit dem eigenen Spiegelbild sein können, so klar ist aus theologisch-spiritueller Perspektive, dass die Würde einer Person auch dann bestehen bleibt, wenn die Möglichkeit der Selbstbespiegelung entfällt.

In Anlehnung an diese Paulusstelle gelingt es Ulrich Knellwolf in einem seiner Gedichte, die ambivalente Spiegel-Erfahrung verheissungsvoll zu wenden. Der Text aus der Sammlung *Mach dir keinen Reim* kann als «ungereimt» gelten, die poetische Sprache zersplittert in Zeilensprüngen, die Aussage bleibt im Konjunktiv schweben, das Ich sieht sich «spiegelverkehrt» und fremd seinem Ende entgegengehen – und doch, und so vielleicht ganz besonders, keimt Hoffnung:

«Den Rücken nicht
noch den Hintern
auch nicht den
Hinterkopf so wenig
wie das Herz
den Magen das
Gehirn werde ich
solang ich leb
von Angesicht sehn
Und auch mein
Gesicht spiegelverkehrt
ist nicht meins
Fremdling meiner selbst
geh ich durch
die Welt ins
Grab auf dass
noch etwas die
Hauptsache gar zu
entdecken sei»

Ulrich Knellwolf, Mach dir keinen Reim.
Gedichte von Gott, vom Tod und von der
Auferweckung, Zürich 2019, 87.

Der Glaube an eine «Hauptsache», was, wo, wann und wie auch immer sich diese zeigen wird, macht neugierig. Aus ihm wächst dem Ich Mut zu, sich dem Dasein auch in seiner Begrenztheit und Krisenhaftigkeit zu stellen. Die Erfahrung, dass das Leben anders sein darf, als man es sich wünscht, dass die Mitmenschen mit anderen Augen sehen als den eigenen und dass Gott immer auch anders ist, als der Glaube es von ihm erwartet, liegt nicht ausserhalb spiritueller Selbstsorge, sondern macht in der Ambivalenz von Sorge und Sorglosigkeit gerade ihren Kern aus.

***

Jeder Text ist ein Spiegel – seien es autobiografische Erzählungen, ein Paulus-Brief oder ein Gedicht über die Suche nach sich selbst. Symbolhaft fokussieren und vergegenwärtigen Texte existenzielle Erfahrungen, reflektieren und interpretieren sie und geben sie an Leserinnen und Leser weiter. Auch wissenschaftliche Analysen[290], die die kreative Vielfalt von Ebenen und Motiven der Selbstsorge beleuchten, widerspiegeln letztlich einen Forschungsprozess, der sich der Lebensgestaltung von Menschen mit Demenz immer nur deutend annähern kann. So wecken Einsichten «vor dem Spiegel» auch eine gewisse Bescheidenheit. Am besten sieht man sich nicht, wenn man sich selbst im Spiegel anschaut, auch nicht im Spiegel eigener Texte, sondern wenn Menschen einander von Angesicht zu Angesicht ein Spiegel sind.

Neben 1Kor 13,12 ist in den Korintherbriefen noch an einer weiteren Stelle vom Spiegel die Rede:[291] In 2Kor 3,18 steht er nicht im Zeichen der menschlichen Begrenztheit, sondern der Freiheit, in der «wir alle […] mit aufgedecktem Antlitz die Herrlichkeit des Herrn wie in einem Spiegel» schauen, und das heisst bei Paulus: auch selbst diese Herrlichkeit «widerspiegeln». Denn wie die unterschiedlichen Übersetzungen des Verbs *katoptrízein* im Medial nahelegen, ist die Spiegelmetapher doppeldeutig: Die «Herrlichkeit» kann sowohl in Christus als auch durch diejenigen, die an ihn glauben, sichtbar werden. Denn wie sich die Lichtstrahlen im Spiegel (*kátoptron*) brechen und im Raum verteilen, so ist es Kennzeichen der «Herrlichkeit», dass sie vom «Herrn des Geistes» ausgehend «wirkt», nicht auf einzelne Auserwählte fokussiert ist, sondern sich dynamisch entfal-

---

[290]   Vgl. auch Zimmermann/Peng-Keller (Hg.), Selbstsorge bei Demenz; Keller, Selbstsorge bei Demenz (in Vorbereitung).
[291]   Für diesen Hinweis danke ich Simon Peng-Keller.

tet.[292] Für dieses Licht, das, metaphorisch gesprochen, auch die Begrenztheit des dunklen Spiegels überbietet, können Menschen einander ein widerspiegelndes Gegenüber sein.

In spiritueller Hinsicht besteht kein Zweifel, dass Menschen mit und
ohne Demenz diese Gabe zukommt. Spiegel sind sie nicht oberflächlich
und perfekt geschliffen, sondern indem sie die verschlungenen und symbolhaften Geschichten ihres Lebens erzählen, gemeinsam nach dem Zuhause suchen oder einander auch im schweigenden Dasein zugewandt
sind. Selbstsorge und Fürsorge gehen dann Hand in Hand – Frau S.
spricht vom «Miteinander als Botschaft, der man eine Chance geben muss,
damit sie weitergeht und einen Sinn macht.»

---

[292]   Vgl. Bauer, Wörterbuch, 839.

Literaturverzeichnis

Abt, Stephan M., Mut zur Seelsorge. Von der Notwendigkeit und Möglichkeit religiöser Vollzüge in der Betreuung demenzerkrankter Menschen, in: Zeitschrift für Theologie und Ethik 2 (2009), 137–159.

Agli, Océane / Bailly, Nathalie / Ferrand, Claude, Spirituality and religion in older adults with dementia: a systematic review, in: International Psychogeriatrics 27 (2015), 715–725.

Albert, Anika Christina, Zuhause in der eigenen Fremdheit. Theologisch-ethische Überlegungen zu Lebensqualität und Demenz, in: Melanie Werren / Frank Mathwig / Torsten Meireis (Hg.), Demenz als Hölle im Kopf? Theologische, philosophische und ethische Perspektiven, Zürich 2017, 101–123.

Angehrn, Emil, Sein Leben schreiben. Wege der Erinnerung, Frankfurt a. M. 2017.

Angehrn, Emil, Vom Anfang und Ende. Leben zwischen Geburt und Tod, Frankfurt a. M. 2020.

Arendt, Hannah, Vita activa oder Vom tätigen Leben, München 182016.

Bal, Mieke, Travelling concepts in the humanities: a rough guide, Toronto 2002.

Balboni, Michael J. / Balboni, Tracy A., Hostility to Hospitality. Spirituality and Professional Socialisation within Medicine, Oxford 2019.

Bauer, Walter, Wörterbuch zum Neuen Testament, Berlin/New York 1971.

Bejick, Urte, Seelsorge mit dementen Menschen als gemeinsamer spiritueller Weg, in: Susanne Kobler-von Komorowski / Heinz Schmidt (Hg.), Seelsorge im Alter. Herausforderung für den Pflegealltag, Heidelberg 22006, 118–122.

Bergman, Mette / Graff, Caroline / Eriksdotter, Maria / Fugl-Meyer, Kerstin / Schuster, Marja, The meaning of living close to a person with Alzheimer desease, in: Medicine Health Care and Philosophy 19 (2016), 341–349.

Birkholz, Carmen, Spiritual Care bei Demenz, Basel 2017.

Bolle, Geertje-Froken, Spiritualität in der Begleitung von Menschen mit Demenz, in: Spiritual Care 2 (2015), 104–113.

Bopp-Kistler, Irene (Hg.), demenz. Fakten, Geschichten, Perspektiven, Zürich 2016.

Boss, Pauline, Da und doch so fern. Vom liebevollen Umgang mit De-
  menzkranken, hg. von Irene Bopp-Kistler und Marianne Pletscher,
  Zürich 2014.
Bryden, Christine, Mein Tanz mit der Demenz, Bern 2011.
Buber, Martin, Dialogisches Leben. Gesammelte philosophische und päd-
  agogische Schriften, Zürich 1947.
Bühler, Pierre, Witz und Geist. Humor als Dimension der Spiritualität, in:
  Ralph Kunz / Claudia Kohli Reichenbach (Hg.), Spiritualität im
  Diskurs. Spiritualitätsforschung in theologischer Perspektive, Zürich
  2012, 99–110.
Callaghan, Donna M., The influence of growth on spiritual self-care
  agency in an older adult population, in: Journal of Gerontological
  Nursing 32/9 (2006), 43–51.
Chochinov, Harvey M. / Hack, Thomas / Hassard, Thomas / Kristjan-
  son, Linda J. / McClement, Susan / Harlos, Mike, Dignity therapy: a
  novel psychotherapeutic intervention for patients near the end of life,
  in: Journal of Clinical Oncology 23/24 (2005), 5520–5525.
Chochinov, Harvey M., Würdezentrierte Therapie. Was bleibt – Erinne-
  rungen am Ende des Lebens, übersetzt von Sandra Stephanie Mai, mit
  einem Vorwort von Martin Weber, Göttingen 2017.
Dalby, Padmaprabha, To live and do and help – A life that's worthwhile.
  Reflections on the spiritual meaning of generosity for people living
  with dementia, in: Albert Jewell, (Hg.), Spirituality and Personhood in
  Dementia, London/Philadelphia 2011, 64–74.
Dalferth, Ingolf U., Glaube als Gedächtnisstiftung, in: Zeitschrift für
  Theologie und Kirche 104/1 (2007), 59–83.
Dörner, Klaus, Das Gegenbild des Sozialraums, in: Patrick Schuch-
  ter / Andreas Heller (Hg.), Autonomie und Sorge für mich und für an-
  dere. Das Jahresheft, Praxis Palliative Care / demenz / Praxis Pflegen
  2012, 64f.
Drechsel, Wolfgang Das Schweigen der Hirten? Altenseelsorge als (kein)
  Thema poimenischer Theoriebildung, in: Susanne Kobler-von
  Komorowski / Heinz Schmidt (Hg.), Seelsorge im Alter. Herausforde-
  rung für den Pflegealltag, Heidelberg ²2006, 45–63.
Drechsel, Wolfgang, Erinnerung: Lebensgeschichte im Alter, in: Thomas
  Klie / Martina Kumlehn / Ralph Kunz (Hg.), Praktische Theologie
  des Alterns, Berlin/New York 2009, 207–237.

Eglin, Anemone / Huber, Evelyn / Kunz, Ralph / Schröder, Brigitta / Stahlberger, Klaus / Urfer, Christine / Wuillemin, Roland, Das Leben heiligen. Spirituelle Begleitung von Menschen mit Demenz. Ein Leitfaden, Zürich 2006.

Eglin, Anemone / Huber, Evelyn / Rüegg, Annette / Schröder, Brigitta / Stahlberger, Klaus / Wuillemin, Roland, Tragendes entdecken. Spiritualität im Alltag von Menschen mit Demenz. Reflexionen und Anregungen, Zürich 2009.

England, Suzanne, Narrative Therapy and Elders with Memory Loss by Elizabeth Young: Narrative Means to Different Ends, in: Clinical Social Work Journal 28 (2010), 203–206.

Erikson, Erik M. / Erikson, Joan M. / Kivnick, Helen Q., Vital Involvement in Old Age, New York 1986.

Foucault, Michel, Gespräch mit Werner Schroeter (Gespräch mit Gérard Courant und Werner Schroeter, 3. Dezember 1981), in: ders., Ästhetik der Existenz. Schriften zur Lebenskunst, Frankfurt a. M. [5]2015, 105–115.

Foucault, Michel, Die Hermeneutik des Subjekts, in: ders., Ästhetik der Existenz. Schriften zur Lebenskunst, Frankfurt a. M. [5]2015, 123–136.

Foucault, Michel, Über sich selbst schreiben, in: ders., Ästhetik der Existenz. Schriften zur Lebenskunst, Frankfurt a. M. [5]2015, 137–154.

Foucault, Michel, Zur Genealogie der Ethik: Ein Überblick über die laufende Arbeit, in: ders., Ästhetik der Existenz. Schriften zur Lebenskunst, Frankfurt a. M. [5]2015, 191–219.

Foucault, Michel, Die Ethik der Sorge um sich als Praxis der Freiheit (Gespräch mit Helmut Becker, Raúl Fornet-Betancourt, Alfred Gomez-Müller, 20. Januar 1984), in: ders., Ästhetik der Existenz. Schriften zur Lebenskunst, Frankfurt a. M. [5]2015, 253–279.

Foucault, Michel, Technologien des Selbst, in: ders., Ästhetik der Existenz. Schriften zur Lebenskunst, Frankfurt a. M. [5]2015, 287–317.

Frank, Arthur W., The necessity and dangers of illness narratives, in: Yasmin Gunaratnam / David Oliviere (Hg.), Narrative and Stories in Health Care. Illness, Dying and Bereavement, Oxford 2009, 161–175.

Frank, Arthur W., The Wounded Storyteller: Body, Illness, and Ethics, Chicago [2]2013.

Freeman, Frank, Beyond Narrative: Dementia's Tragic Promise, in: Lars-Christer Hydén / Jens Brockmeier (Hg.), Health, Illness and Culture: Broken Narratives, New York/London 2008, 169–184.

Fröchtling, Andrea, «Und dann habe ich auch noch den Kopf verloren ...». Menschen mit Demenz in Theologie, Seelsorge und Gottesdienst wahrnehmen, Leipzig 2008.

Fuchs, Thomas, Das Leibgedächtnis in der Demenz, in: Andreas Kruse (Hg.), Lebensqualität bei Demenz. Zum gesellschaftlichen und individuellen Umgang mit einer Grenzsituation im Alter, Heidelberg 2010, 231–242.

Gastmans, Chris, Dignity Enhancing Care for Persons with Dementia and its Application to Advance Euthanasia Directives, in: Yvonne Denier / ders. / Antoon Vandevelde (Hg.), Justice, Luck & Responsibility in Health Care. Philosophical Background and Ethical Implications, Dordrecht 2013, 145–165.

Geiger, Arno, Der alte König in seinem Exil, München [6]2015.

Geiger, Arno, Fragmente, in: Irene Bopp-Kistler (Hg.), demenz. Fakten, Geschichten, Perspektiven, Zürich 2016, 584–587.

Genova, Lisa, Still Alice. Mein Leben ohne Gestern, Köln 2015.

Goldsmith, Malcolm, ‹They Maintained the Fabric of this World›. Spirituality and the Non-Religious, in: Albert Jewell (Hg.), Spirituality and Personhood in Dementia, London/Philadelphia 2011, 165–174.

Grebe, Heinrich, Die Wiederbelebung der «leeren Hülle». Zur metaphorischen Ko-Konstruktion von Demenz in potenzialorientierten Kontexten, in: Zeitschrift für Volkskunde 111/2 (2015), 236–256.

Grebe, Heinrich, Demenz in Medien, Zivilgesellschaft und Familie. Deutungen und Behandlungsansätze, Wiesbaden 2019.

Hille, Gerhard / Koehler, Antje, Seelsorge und Predigt für Menschen mit Demenz. Arbeitsbuch zur Qualifizierung Haupt- und Ehrenamtlicher, Göttingen 2013.

Höpflinger, François, Generativität im höheren Lebensalter. Generationensoziologische Überlegungen zu einem alten Thema, in: Zeitschrift für Gerontologie und Geriatrie 35/4 (2002), 328–334.

Horn, Christoph, Ästhetik der Existenz und Selbstsorge, in: Marcus Kleiner (Hg.), Michel Foucault. Eine Einführung in sein Denken, Frankfurt a. M./New York 2001, 137–152.

Hydén, Lars-Christer, Narrative collaboration and scaffolding in dementia, in: Journal of Aging Studies 25 (2011), 339–347.

Inauen, Franz, Demenz – Eins nach dem Anderen, Bern 2016.

Jewell, Albert, Introduction, in: ders. (Hg.), Spirituality and Personhood in Dementia, London/Philadelphia 2011, 13–23.

Katsuno, Towako, Personal spirituality of persons with early-stage dementia. Is it related to perceived quality of life?, in: Dementia 2/3 (2003), 315–335.

Kaufman, Yakir / Anaki, David / Binns, Malcolm / Freedman, Morris, Cognitive decline in Alzheimer disease: Impact of spirituality, religiosity, and QOL, in: Neurology 68/18 (2007), 1509–1514.

Keetmann, Regine / Bejick, Urte, Verwirrte alte Menschen seelsorglich begleiten, in: Susanne Kobler-von Komorowski / Heinz Schmidt (Hg.), Seelsorge im Alter. Herausforderung für den Pflegealltag, Heidelberg [2]2006, 124–141.

Kellehear, Allan, Geleitwort, in: Birgit Heller / Andreas Heller, Spiritualität und Spiritual Care. Orientierungen und Impulse, Bern [2]2018.

Keller, Valerie, Selbstsorge bei Demenz. Potenziale einer relationalen Praxis [Dissertation], (in Vorbereitung).

Killick, John, Becoming a friend of time. A consideration of how we may approach persons with dementia through spiritual sharing in the moment, in: Albert Jewell (Hg.), Spirituality and Personhood in Dementia, London/Philadelphia 2011, 52–63.

Kitwood, Tom, Dementia Reconsidered. The Person Comes First, Buckingham 1997.

Kitwood, Tom, Demenz. Der person-zentrierte Ansatz im Umgang mit verwirrten Menschen, Bern [8]2019.

Knellwolf, Ulrich, Mach dir keinen Reim. Gedichte von Gott, vom Tod und von der Auferweckung, Zürich 2019.

Koenig, Harold G., Aging and God. Spiritual Pathways to Mental Health in Midlife and Later Years, New York/London 1994.

Kotre, John, Weisse Handschuhe. Wie das Gedächtnis Lebensgeschichten schreibt, München 1996.

Kotulek, Maria, Seelsorge für Angehörige von Menschen mit Demenz, Göttingen 2017.

Kreutzner, Gabriele, Spiritualität – Alter(n) – Krankheit: Eine Sondierung, in: DeSSorientiert 2 (2007), 7–22.

Kruse, Andreas, Neue Seelsorge mit alten Menschen, in: Susanne Kobler-von Komorowski / Heinz Schmidt (Hg.), Seelsorge im Alter. Herausforderung für den Pflegealltag, Heidelberg [2]2006, 34–44.

Kruse, Andreas, Menschenbild und Menschenwürde als grundlegende Kategorien der Lebensqualität demenzkranker Menschen, in: ders. (Hg.),

Lebensqualität bei Demenz? Zum gesellschaftlichen und individuellen Umgang mit einer Grenzsituation im Alter, Heidelberg 2010, 2–26.

Kruse, Andreas, Lebensphase hohes Alter: Verletzlichkeit und Reife, Berlin 2017.

Kubik, Andreas, Selbstbestimmung im Hinblick auf eine Diakonik der Demenz, in: Michael Coors / Martina Kumlehn (Hg.), Lebensqualität im Alter. Gerontologische und ethische Perspektiven auf Alter und Demenz, Stuttgart 2014, 183–199.

Kumlehn, Martina, Vom Vergessen erzählen. Demenz und Narrative Identität als Herausforderungen für Seelsorge und theologische Reflexion, in: dies. / Thomas Klie (Hg.), Aging – Anti-Aging – Pro-Aging. Altersdiskurse in theologischer Deutung, Stuttgart 2009, 201–212.

Kumlehn, Martina, Lebensqualität imaginieren. Deutungen der Demenz in Literatur und Religion als Anregung von Perspektivenwechseln in der Begleitung und Pflege, in: Michael Coors / dies. (Hg.), Lebensqualität im Alter. Gerontologische und ethische Perspektiven auf Alter und Demenz, Stuttgart 2014, 165–181.

Kunz, Ralph, Demenz als Metapher oder vom Glück und Elend des Vergessens. Eine religionsgerontologische Deutung, in: Zeitschrift für Theologie und Kirche 111 (2014), 437–453.

Kunz, Ralph, Das Schicksal Demenz und Hiobs Botschaft, in: Harm-Peer Zimmermann (Hg.), Kulturen der Sorge. Wie unsere Gesellschaft ein Leben mit Demenz ermöglichen kann, Frankfurt a. M./New York 2018, 153–162.

Lacan, Jacques, Das Spiegelstadium als Bildner der Ichfunktion, in: ders., Schriften 1, hg. von Norbert Haas, Weinheim ⁴1996, 61–70.

Lahn, Silke / Meister, Jan Christoph, Einführung in die Erzähltextanalyse, Stuttgart ³2016.

Lawrence, Robert M. / Head, Julia H., A Time Capsule for Patients with Dementia?, in: Journal of the Royal Society of Medicine 98/3 (2005), 116–118.

Lindqvist, Olav / Threlkeld, Guinever / Street, Annette F. / Tishelman, Carol, Reflections on Using Biographical Approaches in End-of-Life Care: Dignity Therapy as Example, in: Qualitative Health Research 25/1 (2015), 40–50.

Lurker, Manfred, Wörterbuch der Symbolik, Stuttgart ⁵1991.

Luther, Henning, Religion und Alltag. Bausteine einer Praktischen Theologie des Subjekts, Stuttgart 2014.

MacKinlay, Elizabeth, Walking with a Person into Dementia. Creating Care Together, in: Albert Jewell (Hg.), Spirituality and Personhood in Dementia, London/Philadelphia 2011, 42–51.

Maio, Giovanni, Den kranken Menschen verstehen. Für eine Medizin der Zuwendung, Freiburg i. Br. ²2017.

Marquard, Odo, Endlichkeitsphilosophisches. Über das Altern, Stuttgart 2013.

Marshall, Mary / Allan, Kate, «Ich muss nach Hause». Ruhelos umhergehende Menschen mit einer Demenz verstehen, Bern 2011.

Mäule, Thomas / Riedel, Annette, Religiöse Bedürfnisse pflegebedürftiger älterer Menschen. Herausforderungen und Aufgaben für seelsorgliche Begleitung, Kirchgemeinden, Altenhilfeeinrichtungen, in: Susanne Kobler-von Komorowski / Heinz Schmidt (Hg.), Seelsorge im Alter. Herausforderung für den Pflegealltag, Heidelberg ²2006, 93–103.

McGee, Jocelyn S. / Zhao, Holly C. / Myers, Dennis R. / Eaton, Hannah Seela, Spiritual Diversity and Living with Early-Stage Dementia, in: Clinical Gerontologist 41/3 (2018), 261–267.

McFadden, Susan, Gathering and Growing Gifts through Creative Experssion and Playfulness, in: Albert Jewell (Hg.), Spirituality and Personhood in Dementia, London/Philadelphia 2011, 100–110.

Müller-Hergl, Christian, Menschen mit Demenz: Spirituelle Bedürfnisse, in: DeSSorientiert 2 (2007), 23–27.

Müller, Katrin, Menschenwürde, Person-Sein und Demenz. Alttestamentliche Impulse zu einem schwierigen Thema, in: Melanie Werren / Frank Mathwig / Torsten Meireis (Hg.), Demenz als Hölle im Kopf? Theologische, philosophische und ethische Perspektiven, Zürich 2017, 83–99.

Peng-Keller, Simon, Abschiedlichkeit und Resilienz: emergente Spiritualität am Lebensende, in: NOVAcura 48/8 (2017), 13–15.

Peng-Keller, Simon, «Spiritual Care» im Werden. Zur Konzeption eines neuen interdisziplinären Forschungs- und Praxisgebiets, in: Spiritual Care 6 (2017), 175–181.

Peng-Keller, Simon, Professionelle Klinikseelsorge im Horizont interprofessioneller Spiritual Care, in: Pastoraltheologie 106 (2017), 411–421.

Peng-Keller, Simon / Mauz, Andreas (Hg.), Sterbenarrative. Hermeneutische Erkundungen des Erzählens am/vom Lebensende, Berlin 2018.

Peng-Keller, Simon, Genealogies of Spirituality: An historical analysis of a travelling term, in: Journal for the Study of Spirituality 9/2, 2019, 86–98.

Peng-Keller, Simon, Klinikseelsorge als spezialisierte Spiritual Care. Der christliche Heilungsauftrag im Horizont globaler Gesundheit, Göttingen 2021.

Pfaff, Petra, Gegenwärtigkeit als Kategorie der Seelsorge an Menschen mit Demenz, in: Wege zum Menschen 64/2 (2012), 165–177.

Pilgram-Frühauf, Franzisca, Narrative Zugänge zur Lebenskunst des Alter(n)s, in: Spiritual Care 6 (2017), 411–416.

Pilgram-Frühauf, Franzisca, Symbolsprache von Menschen mit Demenz. Hermeneutische Denkanstösse, in: Simon Peng-Keller (Hg.), Bilder als Vertrauensbrücken. Die Symbolsprache Sterbender verstehen, Berlin 2017, 45–63.

Pilgram-Frühauf, Franzisca / Schmid, Christoph, Spiritual Care im Alter. Eine Einführung für Pflegende und Begleitende, Zürich 2018.

Pilgram-Frühauf, Franzisca, Sterbende Erinnerungen. Autobiographische Texte von Menschen mit Demenz, in: Simon Peng-Keller / Andreas Mauz (Hg.), Sterbenarrative. Hermeneutische Erkundungen des Erzählens am/vom Lebensende, Berlin 2018, 159–176.

Pilgram-Frühauf, Franzisca, Gespiegeltes Selbst. Reflexionen zum Verhältnis von Selbst- und Seelsorge, in: Wege zum Menschen 71/1 (2020), 70–83.

Plessner, Helmuth, Mit anderen Augen. Aspekte einer philosophischen Anthropologie, Stuttgart 1982.

Portelli, Alessandro What makes oral history different?, in: Robert Perks / Alistair Thomson (Hg.), The oral history reader, London/New York 1998, 63–74.

Ricœur, Paul, Die Symbolik des Bösen. Phänomenologie der Schuld II, übersetzt von Maria Otto, Freiburg i. Br. 1971.

Ricœur, Paul, Hermeneutik und Strukturalismus. Der Konflikt der Interpretationen I, übersetzt von Johannes Rütsche, München 1973.

Ricœur, Paul, Die vergangene Zeit lesen, in: ders., Das Rätsel der Vergangenheit. Erinnern – Vergessen – Verzeihen, Göttingen [3]2002, 69–156.

Ricœur, Paul, Das Selbst als ein Anderer, aus dem Französischen von Jean Greisch, München [2]2005.

Roser, Traugott, Erinnern und Vergessen im Kontext Demenz, in: Junge Kirche 3 (2010), 1–5.

Roser, Traugott, Seelsorgerliche Begleitung von sterbenden Demenzkranken und ihren Angehörigen im klinischen Kontext von palliative care, in: Heiner Adelbert (Hg.), Demenz verändert. Hintergründe erfassen, Deutungen finden, Leben gestalten, Hamburg 2006, 111–128.

Roser, Traugott, Innovation Spiritual Care: Eine praktisch-theologische Perspektive, in: Eckhard Frick / ders., Spiritualität und Medizin. Gemeinsame Sorge für den kranken Menschen, Stuttgart ²2011, 45–55.

Roser, Traugott, Seelsorge bei chronisch degenerativen Krankheiten am Beispiel der Demenzerkrankungen, in: ders., Spiritual Care. Ethische, organisatorische und spirituelle Aspekte der Krankenhausseelsorge. Ein praktisch-theologischer Zugang, Stuttgart ²2017, 275–348.

Roy, Lena-Katharina, Demenz in Theologie und Seelsorge, Berlin 2013.

Rumbold, Bruce, Models of spiritual care, in: Mark Cobb / Christina M. Puchalski / ders. (Hg.), Oxford Textbook of Spirituality in Healthcare, Oxford 2012, 177–183.

Sachweh, Svenja, Spurenlesen im Sprachdschungel. Kommunikation und Verständigung mit demenzkranken Menschen, Bern 2008.

Schaaff, Birgit, Zwischen Identität und Ethik: Ricœurs Zugang zum Versprechen, in: Andris Breitling / Stefan Orth / dies. (Hg.), Das herausgeforderte Selbst. Perspektiven auf Paul Ricœurs Ethik, Würzburg 1999, 143–153.

Schieder, Rolf, Seelsorge und Selbstsorge, in: Uta Pohl-Patalong / Frank Muchlinsky (Hg.), Seelsorge im Plural. Perspektiven für ein neues Jahrhundert, Hamburg 1999, 102–112.

Schmidhuber, Martina, Identitätsverslust bei Demenz?, in: Melanie Werren / Frank Mathwig / Torsten Meireis (Hg.), Demenz als Hölle im Kopf? Theologische, philosophische und ethische Perspektiven, Zürich 2017, 125–136.

Schröder, Brigitta, Blickrichtungswechsel. Lernen mit und von Menschen mit Demenz, Stuttgart ³2014.

Schröder, Brigitta, Spiritualität Raum geben. Wie der Blickrichtungswechsel Menschen mit und ohne Demenz ermutigen kann, Stuttgart 2021.

Snyder, Lisa, Satisfactions and challenges in spiritual faith and practice for persons with dementia, in: Dementia 2/3 (2003), 299–313.

Snyder, Lisa, Wie Alzheimer sich anfühlt, Bern ²2011.

Städtler-Mach, Barbara, Religiöse Bedürfnisse bei Menschen mit Demenz. Eine Studie, in: Zeitschrift für Gerontologie und Ethik 2 (2009), 124–136.

Steinkamp, Hermann, Seelsorge als Anstiftung zur Selbstsorge, Münster 2005.

Steinkamp, Hermann, Seelsorge als Anstiftung zur Selbstsorge. … auch im Hospiz?, in: Wege zum Menschen 66/1 (2014), 68–79.

Steinkamp, Hermann, Selbstsorge als spirituelle Praxis, in: Astrid Giebel / Ulrich Lilie / Michael Utsch / Dieter Wentzek / Theo Wessel (Hg.), Geistesgegenwärtig beraten. Existenzielle Kommunikation, Spiritualität und Selbstsorge in der Beratung, Seelsorge und Suchthilfe, Neukirchen-Vluyn 2015, 91–102.

Stevens, Bruce A., The Storied Self. A Narrative Approach to the Spiritual Care of the Aged, Lanham 2019.

Stuck, Lukas, Seelsorge für Menschen mit Demenz. Praktisch-theologische Perspektiven im Kontext von spiritueller Begleitung, Stuttgart 2020.

Swinton, John, Forgetting whose we are – Theological reflections on successful ageing, personhood and dementia, in: Johan Bouwer (Hg.), Successful Ageing, Spirituality and Meaning, Leuven 2010, 237–261.

Swinton, John, Being in the Moment. Developing a Contemplative Approach to Spiritual Care with People who have Dementia, in: Albert Jewell (Hg.), Spirituality and Personhood in Dementia, London/Philadelphia 2011, 175–185.

Swinton, John, Dementia. Living in the Memories of God, Grand Rapids 2012.

Toivonen, Kristiina / Charalambous, Andreas / Suhonen, Riitta, Supporting spirituality in the care of older people living with dementia: a hermeneutic phenomenological inquiry into nurses' experiences, in: Scandinavian Journal of Caring Sciences 32 (2018), 880–888.

Vedder, Ulrike, Erzählen vom Zerfall. Demenz und Alzheimer in der Gegenwartsliteratur, in: Zeitschrift für Germanistik 22 (2012), 274–289.

Viehöver, Willy, Narrative Diskursanalyse, personale Identitäten und die ästhetisch-plastische Chirurgie, in: Reiner Keller / Werner Schneider / ders. (Hg.), Diskurs – Macht – Subjekt. Theorie und Empirie von Subjektivierung in der Diskursforschung, Wiesbaden 2012, 191–227.

Wagner, David, Der vergessliche Riese, Hamburg 2019.

Wagner-Egelhaaf, Martina, Autobiographie, Stuttgart/Weimar [2]2005.

Weinrich, Harald, Lethe. Kunst und Kritik des Vergessens, München 2005.

Werren, Melanie, Demenz und die «Autonomie des Augenblicks», in: dies. / Frank Mathwig / Torsten Meireis (Hg.), Demenz als Hölle im Kopf? Theologische, philosophische und ethische Perspektiven, Zürich 2017, 51–67.

Zeisel, John, «Ich bin noch hier!» Menschen mit Alzheimer-Demenz kreativ begleiten, aus dem Englischen von Gabriele Kreutzner, Bern 2011.

Zentrum für Gerontologie / Runder Tisch ZULIDAD (Hg.), Leitfaden
«Demenz am Lebensende», Heft 6: Spiritualität, Zürich 2018.

Zimmermann, Harm-Peer, «Erhebe dich nur!» Sorge und Selbstsorge bei
Demenz – kulturwissenschaftliche Gesichtspunkte, in: Pastoraltheologie 107 (2018), 483–500.

Zimmermann, Harm-Peer / Peng-Keller, Simon (Hg.), Selbstsorge bei
Demenz. Alltag, Würde, Spiritualität, Frankfurt a. M./New York 2021.

Stichwortverzeichnis

Wörter wie Demenz oder Selbstsorge, die auf sehr vielen Seiten zu finden sind, habe ich im Verzeichnis nicht berücksichtigt. Stichwörter mit gleichem Wortstamm habe ich jeweils zu einem Eintrag zusammengefasst. Weniger relevante Stellen sind nicht verzeichnet.

Begleitung von Menschen mit Demenz – unsere Klassiker

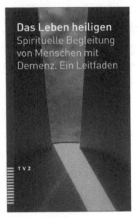

3. Aufl. 2008, 80 Seiten,
Paperback
ISBN 978-3-290-17412-5

Anemone Eglin, Evelyn Huber, Ralph Kunz,
Christine Urfer, Klaus Stahlberger, Roland
Wuillemin, Brigitta Schröder

Das Leben heiligen

Spirituelle Begleitung von Menschen mit
Demenz. Ein Leitfaden

Der von einer interdisziplinären Gruppe
von Fachleuten aus Theologie, Pflege und
Gerontologie erarbeitete Leitfaden zeigt
Möglichkeiten auf, an Demenz leidenden
Menschen Sinn und Geborgenheit zu vermitteln: die spirituelle Dimension im Tages-,
Wochen- und Jahreslauf bewusst wahrzunehmen und die alltäglichen Verrichtungen –
wie den Tag beginnen, miteinander sprechen,
essen oder spazieren gehen – zu gestalten.
Wer Menschen mit Demenz professionell oder
privat betreut, findet hier eine Fülle von fundierten und praxisnahen Impulsen.

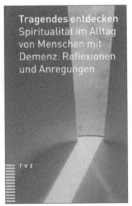

2010, 150 Seiten, Paperback
ISBN 978-3-290-17484-2

Anemone Eglin, Evelyn Huber, Annette Rüegg,
Brigitta Schröder, Klaus Stahlberger, Roland
Wuillemin

Tragendes entdecken

Spiritualität im Alltag von Menschen mit
Demenz. Reflexionen und Anregungen

Den Alltag mit einem Menschen zu teilen, der
an Demenz erkrankt ist, fordert Angehörige
wie auch professionell Betreuende heraus. Die
Veränderungen für die erkrankte Person und
ihre Nächsten sind einschneidend. Die spirituelle Dimension im Alltag zu beachten, kann
dazu beitragen, das Leben mit einem demenzkranken Menschen trotz allen Einschränkungen
als sinn- und wertvoll zu erfahren.

TVZ Theologischer Verlag Zürich AG, Badenerstr. 73, CH-8004 Zürich
www.tvz-verlag.ch, info@tvz-verlag.ch

T V Z

www.tvz-verlag.ch